· 大国医用药心法丛书 ·

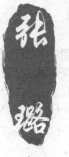

血证证治心法

李成文　刘桂荣◎总主编

胡方林　邓娜◎主编

U0130041

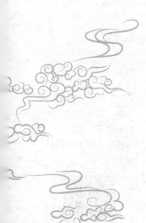

中国健康传媒集团

中国医药科技出版社

内 容 提 要

张璐是清初三大名医之一，其治学严谨，多有创新和卓识，尤重视血证研究。本书对张璐著作中关于血证的方药临床证治经验进行了系统梳理，分别从血证概要、治疗经验、血证要方、血证要药四个方面做了较为全面的总结，对深入学习和研究张璐关于血证证治的学术思想和临床经验大有裨益。

图书在版编目（CIP）数据

张璐血证证治心法/胡方林，邓娜主编．—北京：中国医药科技出版社，2021.12

（大国医用药心法丛书）

ISBN 978 - 7 - 5214 - 2862 - 9

Ⅰ.①张… Ⅱ.①胡… ②邓… Ⅲ.①血证 - 研究 Ⅳ.①R255.7

中国版本图书馆 CIP 数据核字（2021）第 251410 号

美术编辑 陈君杞
版式设计 友全图文

出版 **中国健康传媒集团** | 中国医药科技出版社
地址 北京市海淀区文慧园北路甲 22 号
邮编 100082
电话 发行：010 - 62227427 邮购：010 - 62236938
网址 www. cmstp. com
规格 $880 \times 1230mm^{1}/_{32}$
印张 5
字数 131 千字
版次 2021 年 12 月第 1 版
印次 2021 年 12 月第 1 次印刷
印刷 三河市万龙印装有限公司
经销 全国各地新华书店
书号 ISBN 978 - 7 - 5214 - 2862 - 9
定价 **28.00 元**

获取新书信息、投稿、为图书纠错，请扫码联系我们。

《大国医用药心法丛书》

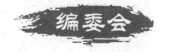
编委会

总主编　李成文　刘桂荣

编　委　（按姓氏笔画排序）

李　萍　李成年　杨云松

谷建军　胡方林　胡素敏

戴　铭

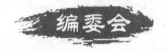

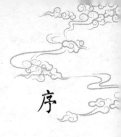

序

　　中医药是中华民族优秀文化的瑰宝，千年来赓续不绝，不断发扬光大，一直护佑着中国人民的健康，庇佑中华民族生生不息，并在世界范围内产生着越来越大的影响力和吸引力。中医药在数千年的发展中，涌现出众多的医家。正是这一代代苍生大医，使得中医药学世代传承，汇成了川流不息的文化长河，为中华民族的繁衍和百姓的健康提供了保障，功不可没。历史长河中的名家圣手，穷尽一生的努力，留下了毕生心血实践的理论及光辉的著作，不仅是中华民族更是全人类的宝贵财富。以四大经典为代表的典籍为中医理论体系奠定了基础，历代医家不断研究和阐发，使之不断充实、提高、发展。他们以继承不泥古、发扬不离宗的精神繁荣着中医学。当前，中医药发展虽然面临"天时、地利、人和"的大好局面，但我们对于中医理论的系统学习和创新研究还很迟缓，远未满足中医药事业发展的需要，以及社会进步和人民群众的需求。如何按照中医药自身发展的规律来加快理论创新，促进学术进步，是我们这一代中医学者面临的艰巨任务。历代前贤已经积累了丰富而实用的学术理论和实践经验，并形成了独到的临床诊疗技艺，但却还没有得到很好的传承，继承不足，创新也就缺乏动力，制约着中医药事业的持续健康发展。

　　幸运的是，我们党和政府高度重视中医药工作，特别是党的十八大以来，以习近平同志为核心的党中央把中医药工作摆在更加突出的位置，出台了一系列推进中医药事业发展的重要政策和措施，中医药改革发展取得显著成绩。在抗击新冠肺炎疫情过程中，中医药的应用取得了令人信服的成效，中医药方案具有独特性、可及性、社会性、安全性、经济性、多样性六大优势，获得了社会各界的普遍认可。古老的中医药历久弥新，正在被越来越多的人所接受。

《"健康中国2030"规划纲要》提出，实施中医药传承创新工程，重视中医药经典医籍研读及挖掘，全面系统继承历代各家学术理论、流派及学说，不断弘扬当代名老中医药专家学术思想和临床诊疗经验，挖掘民间诊疗技术和方药，推进中医药文化传承与发展。这也是本丛书策划出版的初心和宗旨。

本丛书精选了自金元时期至清代共10位杰出医家，系统整理了他们独特的方药应用和临证经验。这些医家皆为应用方药具有代表性或学术特色突出的医家，论治疾病经验丰富，常于平淡之中见神奇，论述平实且切合临床实际；其所记录医案众多而真实，其治法方药均可师可法，治疗思路颇具启发性。

本次整理研究，是在反复阅读原著、把握全局的基础上，对医家的学术经验进行了全面探讨，尽量反映其临证思维方法，还原其用药思路、方法和规律，全书收罗广博、条分缕析，详略适中，有利于读者掌握医家应用方药的原理及临床运用规律，以适应当前临床实际的需要。

丛书内容完全出自医家原著，最大限度地反映医家本人的经验论述，不添加任何现代人的观点和评价，希望读者读来能有原汁原味、酣畅淋漓的感觉。另外，凡入药成分涉及国家禁猎和保护动物的（如犀角、虎骨等），为保持古籍原貌，原则上不改。但在临床运用时，应使用相关替代品。

本丛书的参编涉及全国多所高等中医院校及医疗机构的多位专家、学者。全体作者历时5年，怀着对中医药事业的赤子之心，在中医药传承道路上，默默奉献，以实际行动切实履行了"继承好、发展好、利用好"中医药学术的重大使命。

希望丛书能成为中医药院校在校学生和中医、中西医结合医生的良师益友；成为医疗、教学、科研机构及各图书馆的永久珍藏。

由于种种原因，丛书难免有疏漏之处，敬请读者不吝批评指正，以利于本书修订和完善。

在此衷心感谢中国医药科技出版社的大力支持！

丛书编委会
2021年9月

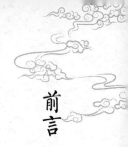

前言

　　张璐，字路玉，号石顽老人，江南长洲（今江苏苏州）人，清初三大名医之一。其于弱冠之年，弃儒从医，励志岐黄六十余载，治验颇丰。张氏一生治学严谨，能够撷采众家，参以己意，验之于临床，多有创新和卓识。

　　血证，临床非常常见，可见于内、外、妇、儿各科病证中，张氏十分重视血证的研究，并积累了丰富的经验，在生理病理、病因病机、分类、论治等方面多有阐发，值得后世学习研究。

　　本书对张璐著作中有关于血证的方药证治经验进行了系统梳理，分为四章，第一章血证概要，分别从血的生理病理，血证病因病机、诊断、治疗特色四个方面做了系统的总结梳理；第二章血证治疗经验，从血证常见证候临床治疗、血证医案方面做了较为全面的总结梳理，三四章分别为血证要方、血证要药。希望本书对深入学习和研究张璐关于血证证治的学术思想和临床经验大有裨益。

　　该书可供中医院校教学工作者和学生、研究院所研究人员、中医临床医师、中医爱好者等学习和参考。

编者

2021 年 7 月

目录

第一章

血证概要

第一节 血的生理病理

一、气血相关

（一）营卫气血同源互化

1. 同以水谷为其化源

盖人身之气血，全赖后天水谷以资生，水谷入胃，其清者为营，浊者为卫。（《张氏医通·卷二·诸伤门·虚损》）

2. 营卫和调，气血生化有源

营气不营，则上热而血溢；卫气不卫，则下寒而精亡。是以调和营卫为主，营卫和，则三焦各司其职，而火自归根。热者不热，寒者不寒，水谷之精微输化，而精血之源有赖矣。（《张氏医通·卷二·诸伤门·虚损》）

3. 血汗同源，一衰俱衰

夺汗者无血，夺血者无汗，二者一律。（《张氏医通·卷六·诸风门·疠风》）

4. 气血异名同类

夫血之于气，异名同类。营卫者，精气也；血者，神气也，故夺血者无汗。夺血者不可复发其汗，夺汗者不可复取其血。（《张氏医通·卷五·诸血门·诸见血证》）

壮者之气血盛，其肌肉滑，气道通，营卫之行不失其常，故昼精而夜瞑。老者之气血衰，其肌肉枯，气道涩，五脏之气相搏，其营气衰少，而卫气内伐，故昼不精，夜不瞑。（《张氏医通·卷九·杂门·不得卧》）

阳气生发，阴气皆化为血。（《张氏医通·卷二·诸伤门·火》）

（二）气与血生理相关，病理相系

1. 气血两相维附

盖气与血，两相维附，气不得血则散而无统，血不得气则凝而不流，故阴火动而阴气不得不上奔，阴气上奔而阴血不得不从之上溢而竭矣。血既上溢，其随血之气，散于胸中，不得复返于本位，则下厥矣。阴既逆于下，势必龙雷之火应之，血不尽竭不止也。（《张氏医通·卷五·诸血门·吐血》）

经曰：血之与气，异名同类，血虽属阴，实为阳气之根，与气相为维附，一息不能相离。凡人身中有气不到处，则血凝不流而为刺痛，痛处必热，有血不行处，则水饮袭入而为肿痛，痛止必寒。（《伤寒兼证析义·亡血家兼伤寒论》）

2. 血有余则怒，怒则气上

肝藏血，血有余则怒是也。（《张氏医通·卷六·神志门·怒》）

盖怒则气上，怒则气逆，甚则呕血及飧泄，故气上矣。如怒气所至为呕血，为飧泄，为煎厥，为薄厥，为阳厥，为胸满胁痛。（《张氏医通·卷三·诸气门上·气》）

3. 血随气逆，气顺血安

气有余便是火，血随气上，补水则火自降，顺气则血不逆。（《张氏医通·卷五·诸血门·吐血》）

怒伤肝木，则血菀于上，使人薄厥。（《张氏医通·卷五·诸血门·吐血》）

阳气者，大怒则形气绝，而血菀于上，使人薄厥（血积胸中不散，气道阻碍不行，故为暴逆），犀角地黄汤。（《张氏医通·卷三·寒热门·厥》）

暴怒伤阴，怒则气逆，阴出之阳则怒，血并于上，气并于下，

心烦冤善怒，怒属肝胆。(《张氏医通·卷六·神志门·怒》)

盖血不自行，随气而行，气逆而郁则血亦凝滞，气顺则血亦随之而和畅矣。(《本经逢原·卷二·芳草部》)

气畅而血从，则百脉流动，以候天癸(《张氏医通·卷十·妇人门上·经候》)

4. 气血厥逆，不返则危

观《大奇论》曰：暴厥者，不知与人言。《调经论》曰：血之与气，并走于上，则为大厥，厥则暴死，气复反则生，不反则死(《张氏医通·卷三·寒热门·厥》)

5. 气能载血，亦能摄血

气旺自能载领其血也。(《张氏医通·卷十二·婴儿门下·魏桂岩逆顺险三法论》)

以气有统血之功，则血无妄行之虑也。(《张氏医通·卷十·妇人门上·胎前》)

6. 气为主则血流，血为主则气反不流

喻嘉言曰：人之体中肌肉丰盛，乃血之荣旺，极为美事。但血旺易致气衰，久而弥觉其偏也。夫气与血，两相维附，何以偏旺耶？盖气为主则血流，血为主则气反不流，非真气之衰也。气不流有似乎衰耳，所以一切补气之药，皆不可用，而耗气之药反有可施。缘气得补而愈锢，不若耗之以助其流动之势，久之血仍归其统握之中耳。(《张氏医通·卷三·诸气门上·气》)

7. 气虚不摄，血散作胀

有气虚不能裹血，血散作胀，必其人大便不坚，或时结时溏，溏则稍减，结则渐加，小便清利，甚则浑白如泔。其脉缓大而滞，气口益甚，慎不可用辛温耗气之药，宜四君子去白术，加木香、泽泻、当归、芍药，以固其气中之血。(《张氏医通·卷三·诸气门上·腹满》)

8. 血虚不能敛气，气散作胀

有血虚不能敛气，气散作胀，必其人烦热便燥，小便黄数。其脉浮数而弦，人迎尤甚，慎不可用苦寒伤胃之药，宜四物汤去地

黄，加黄芪、肉桂、甘草、煨姜以和其血中之气。（《张氏医通·卷三·诸气门上·腹满》）

9. 元阳亏损，津凝血败

余曰：汝知痰之所自乎？凡经络之痰，盖即津血之所化也，使果营卫和调，则津自津，血自血，何痰之有？惟是元阳亏损，神机耗败，则水中无气，而津凝血败，皆化为痰耳。（《张氏医通·卷一·中风门·中风》）

10. 气血不调，百病由生 （气血痰火湿食欲，相因为病）

丹溪云：气血冲和，百病不生，一有怫郁，诸病生焉。又制为六郁之论，立越鞠丸以治郁，而以香附、抚芎、苍术开郁利气为主。谓气郁而湿滞，湿滞而成热，热郁而成痰，痰滞而血不行，血滞而食不化，此六者相因而为病者也。（《张氏医通·卷三·诸气门上·郁》）

故气不可亏，亏则阳位不及，而痘之圆晕之形不成，血不可盈，盈则阴乘阳位，而痘之倒靥之祸立至……何谓气血虚实？且如气过热则泡，血过热则斑；气不及则顶陷不起，血不及则浆毒不附。（《张氏医通·卷十二·婴儿门下·气血虚实论》）

（三）治疗上气血息息相关

1. 气有生血之功，血无益气之理

盖气有神而无形，补之则易充，血有形而无神，补养难收速效。况气阳而血阴，阴从阳，血从气，理也。故补气不补血，使气盛而充，血亦随之而盛矣。（《张氏医通·卷十二·婴儿门下·气血虚实论》）

自《内经》以至诸贤，谆谆言之，以气药有生血之功，血药无益气之理。可谓深切着明，人亦奈何不悟耶！（《张氏医通·卷二·诸伤门·劳倦》）

2. 补气以生血，血虚者必兼以补气

正气旺则邪无所容矣，即血虚而用血药，亦必兼气药为主。经曰：无阳则阴无以生，血脱者益气，为虾自生，须得阳和之药乃生，阳生则阴长也。若单用血药，血无由而生，反有伤犯中州之患

矣。东垣云：人参甘温，补肺气，肺气旺，则四脏之气皆旺，精自生而形自盛也。(《张氏医通·卷二·诸伤门·虚损》)

所谓血脱益气，阳生阴长是也。(《张氏医通·卷十二·婴儿门下·失血》)

四君子乃胃家气分之专药，胃气虚而用之，功效立见，即血虚用四物，亦必兼此。故八珍之主治，不独气血两虚也，即血虚者亦须兼用。但补气则偏于四君，补血则偏于四物。若纯用血药，不得阳生之力，阴无由以化也。(《张氏医通·卷十六·祖方》)

盖血无气引，则血不归经也。(《张氏医通·卷五·诸血门·衄血》)

以气有统血之功，则血无妄行之虑也。(《张氏医通·卷十·妇人门上·胎前》)

3. 气盛经乱，宜抑气行血

大抵妇人受气则气乱，经期亦乱，故调经以理气为先，归附丸。气盛者，宜抑气以行血，血盛则气行矣。(《张氏医通·卷十·妇人门上·经候》)

4. 血淡如水者，补气血以调经

经不调而血淡如水，宜补气血，保元汤加芎、归、肉桂、香附。腹痛，加胶、艾、延胡；虚，加姜、附。(《张氏医通·卷十·妇人门上·经候》)

5. 因气出血者，治必兼气药

若使气虚挟寒，阴阳不相为守，血亦妄动，必有虚冷之状，盖阳虚阴必走是也。更验其血之色，必瘀晦不稠，非若火盛迫血妄行之血色，浓厚紫赤也，宜理中加肉桂收摄之。因气而发者，加木香、乌药；或饮食伤胃，逆上吐衄，加香、砂、楂、曲。(《张氏医通·卷二·诸伤门·劳倦》)

治实火之吐血顺气为先，气行则血自归经。治虚火之吐血养正为主，气壮则自能摄血。此治疗之大法，不可少违者也。(《本经逢原·卷三·灌木部》)

二、 血主濡之

（一）阴血喜静恶燥

目得血而能视，血虚肝失所养则不能视。夜属阴，人之血属阴，阴主静而恶躁扰，阴虚则火必盛，弱阴不能胜强火，故夜转剧，昏暗而不能睹。（《张氏医通·卷八·七窍门上·雀盲》）

阴血不足，相火上炎，肺受火乘，不得下行化令，由是津液凝滞，生痰不生血。（《张氏医通·卷三·诸气门上·痰饮》）

（二）肝藏血，血养筋

经曰：诸暴强直，皆属于风；诸风掉眩，皆属于肝。何也？盖肝主风而藏血，血病则无以养筋，筋病掉眩强直，诸变百出。（《张氏医通·卷六·诸风门·颤振》）

湿郁为热，热留不去，热伤血不能养筋，故为拘挛。（《张氏医通·卷二·诸伤门·湿》）

白癜风者，血虚不能濡润经络，毒邪伤犯肺经气分也。（《张氏医通·卷六·诸风门·疠风》）

经络之脉，虽各有疆界，各有司属，各有交会，而实混然一区，全在大气鼓运，营血灌注，方无偏胜竭绝之虞。经云：气主煦之，血主濡之。又言：邪在气，气为是动；邪在血，血为所生病。是以十二经脉，各以分隶气血之所属也。（《诊宗三昧·经络》）

（三）阴中之水虚，则病在精血

夫外感者，邪袭肌表，故多阳实；内伤者，由于七情，故多阴虚。凡脏气受伤，脾病者，病在肢体，或多痰饮；肾病者，或在骨髓，或在二阴；心病者，或在血脉，或在神志；肺病者，或在营卫，或在声音；肝病者，或在筋爪，或在血脉。此五脏之类风，未有不由阴虚而然者。惟东垣独得其义，曰：有中风者，卒然昏愦，不省人事，此非外来风邪，乃本气自病也。人年四十而阴气自半，起居衰矣，故多犯之，岂非阴虚之病乎？夫人生于阳，而根于阴，根本衰，则人必病；根本败，则人必危。所谓根本者，真阴也。人知阴虚惟一，而不知阴虚有二，如阴中之水虚，则病在精血。（《张

氏医通·卷一·中风门·中风》)

（四）失血心痛者，心脾血虚，无以荣养

失血心痛，妇人血崩而心痛甚，名曰失血心痛。心主血，心脾血虚，无以荣养，故痛如刀刺，崩甚则痛甚，崩缓则痛缓。若小产去血过多而心痛甚者亦然。若小腹喜按而下淡色血水，为阴血耗散。（《张氏医通·卷十·妇人门上·经候》）

三、血喜温而恶寒，宜通而恶涩

（一）寒则泣不能流，温则消而去之

血气者，喜温而恶寒，寒则泣不能流，温则消而去之。（《张氏医通·卷五·诸血门·诸见血证》）

妇人恶寒，尤不可近火，寒气入腹，血室结聚，针药所不能治矣。（《张氏医通·卷三·寒热门·恶寒》）

（二）血得寒则滞，得热则流

天气严寒，经血凝滞，致儿不能下，凡遇此际，切不可就脱寒衣，并不可坐卧冷处，房中须宜火暖，肩背须裹棉衣，使血得热则流，儿易生矣。若遇春秋偶寒，亦如前法。（《张氏医通·卷十·妇人门上·临蓐》）

（三）血虚之人，宜温补，恶寒凉

新产骤虚，最忌着寒，寒则血气凝滞，诸变冗生，每至饮食不化，腹痛作泻，祸患莫测。欲去其瘀，则正气并脱；欲止其泻，则瘀结不行。惟姜、桂、参、术辛温峻补，庶几血行泻止。（《张氏医通·卷十一·妇人门下·产后》）

有不当出血而误伤经络，及出血太多以致膏液不得滋润涵养者，有哭损液汁而致者，大抵皆元气弱而膏液不足也。治当温养血气为主，慎不可用清凉之剂。凡人目无故而自低陷者，死期至矣。（《张氏医通·卷八·七窍门上·膏伤珠陷》）

（四）寒则凝滞，不通则痛；热则流通，通则痛止

《素问》云：寒伤形，热伤气，气伤痛，形伤肿。故先痛而后

肿者，气伤形也；先肿而后痛者，形伤气也。寒气客于脉外则脉寒，脉寒则缩蜷，缩蜷则脉绌急，脉绌急则外引小络，故卒然而痛，得炅则痛立止，因重中于寒则痛久矣。寒气客于经脉之中，与炅气相搏则脉满，满则痛而不可按也。寒气稽留，炅气从上，则脉充大而血气乱，故痛甚不可按也。寒气客于肠胃之间，膜原之下，血不得散，小络急引故痛，按之则血气散，故按之痛止。寒气客于侠脊之脉则深，按之不能及，故按之无益也。寒气客于冲脉，冲脉起于关元，随腹直上，寒气客则脉不通，脉不通则气因之，故喘动应手矣。寒气客于背俞之脉，则血脉涩，脉涩则血虚，血虚则痛，其俞注于心，故相引而痛，按之则热气至，热气至则痛止矣。寒气客于厥阴之脉，厥阴之脉者，络阴器，系于肝，寒气客于脉中，则血涩脉急，故胁肋与少腹相引痛矣。厥气客于阴股，寒气上及少腹，血涩在下相引，故腹痛引阴股。寒气客于小肠膜原之间，络血之中，血涩不得注于大经，血气稽留不得行，故宿昔而成积矣。寒气客于五脏，厥逆上泄，阴气竭，阳气未入，故卒然痛死不知人，气复返则生矣。寒气客于肠胃，厥逆上出，故痛而呕也。寒气客于小肠，小肠不得成聚，故后泄腹痛矣。热气留于小肠，肠中痛，瘅热焦渴，则坚干不得出，故痛而闭不通矣。（《张氏医通·卷五·诸痛门·诸痛》）

（五）血得寒则涩，营卫不从，乃生痈肿

《灵枢》云：夫血脉营卫，周流不休，上应星宿，下应经数，寒邪客于经络之中则血泣，血泣则不通，不通则卫气归之，不得复反，故痈肿。寒气化为热，热胜则肉腐，肉腐则为脓，脓不泻则烂筋，筋烂则伤骨，骨伤则髓消，不当骨空，不得泄泻。血枯空虚，则筋骨肌肉不相荣。（《张氏医通·卷九·疮疡门·痈疽》）

营气稽留于经脉之中，则血泣而不行，不行则卫气从之而不通，壅遏而不得行，故热。大热不止，热胜则肉腐，肉腐则为脓。然不能陷，骨髓不为焦枯，五脏不为伤，故命曰痈。热气深甚，下陷肌肤，筋骨枯，内连五脏，血气竭，当其痈下筋骨良肉皆无余，故命曰疽。（《张氏医通·卷九·疮疡门·痈疽》）

（六）寒伤营，营属血，出血为患

如热结膀胱，其人如狂，或下血者，此寒伤营之犯本也，所以仲景有五苓、桃核承气之分。（《张氏医通·卷二·诸伤门·伤寒》）

故伤寒家有"汗不厌早，下不厌迟，发表不开，不可攻里"之戒。邪在少阳，入犯胆腑，则胸满惊烦，小便不利，一身尽重不可转侧；或入血室，则昼日明了，夜则谵语如见鬼状，皆宜按证求治。（《张氏医通·卷二·诸伤门·伤寒》）

盖寒伤营，营属血。若峻用四逆，伤犯真阴，多有咳逆血溢之虞。冬温本秋燥之余气，故咽干痰结，甚则见血。多致咽喉不利，唾脓血，痰中见血，甚则血溢血泄。瓜瓤瘟证，医者皆以蓄血伤寒目之。（《张氏医通·卷一·中风门·中风》）

第二节　血证病因病机

一、外邪侵犯

（一）六气之变

《内经》论风、寒、暑、湿、燥、火六气之变，皆能失血，各当求责，若不察其所因，概与凉药折之，变乃生矣。（《张氏医通·卷二·诸伤门·劳倦》）

若风气入血分则下鲜血，挟湿热则下如豆汁，人参胃风汤。有血，加防风。（《张氏医通·卷六·诸风门·胃风》）

（二）热伤阴血

梁仁甫云：病痰火者，或吐血，或衄血，或喉疼、身热、溺黄，皆热证也。（《张氏医通·卷九·杂门·痰火》）

凡物近火则润，离火则燥，犹金之投入烈火而化为液也，故燥证多有反似痹弱之证者，热伤阴血也。燥有内外诸证，不能尽述。其在皮肤，则毛焦皱揭；在大肠，则脾约便难；在肺经，则干咳痰结；在肺脏，则悲愁欲哭。证虽各异，而脉之微细涩小则一，间有虚大、数疾、浮芤等状。以意察之，重按无有不涩、不细、不微

，则知诸燥之证，皆肺金之一气，亦不出肺金之一脉也。(《张氏医通·卷二·诸伤门·燥》)

经云：热至则身热，吐下霍乱，痈疽疮疡，瞀郁注下，䐜瘛肿胀，呕，衄衊，头痛，骨节变，肉痛，血溢血泄，淋闭之病生矣。(《张氏医通·卷三·寒热门·热》)

《原病式》云：血溢者，上出也。心主血，热甚则血随火而妄行。(《张氏医通·卷五·诸血门·吐血》)

（三）邪阻气道

气畅而血从，则百脉流动，以候天癸。苟有邪以阻之，则血不从其气，而自陷于血海。血海者，肾主之。肾者，寒水也，其色黑，是以漏下黑矣。犹《内经》所谓结阴下血也。(《张氏医通·卷十·妇人门上·经候》)

（四）热入血室

阳明病下血谵语者，此为热入血室。但头汗出者，刺期门，随其实而泻之，濈然汗出则愈。妇人经水，适来适断，则邪热乘之，而入于血室。男子阳明经下血而谵语者亦为热入血室，总是邪热乘虚而入也。《明理论》曰：冲是血室妇人则随经而入，男子由阳明而入也。(《伤寒缵论·太阳下篇》)

二、劳倦太过

（一）负重伤血，咳呕血腥

内伤之原有三：曰劳役伤脾，曰饥饱伤胃，曰负重伤血，三者虚实悬殊。负重伤血者，在胃口则咳呕血腥。阳气下陷不能生阴，故血枯而左脉细涩，脾胃亏损，不能生金。(《张氏医通·卷二·诸伤门·劳倦》)

（二）肝肾过劳，亡血失精

男子精未充满，色欲过度，泄出多有半精半血者，此竭力伤肝，肝伤不能藏血也。盖少阴常少血多气，厥阴常多血少气，少阴之精气既竭，则厥阴之血气亦伤，是以并血泄出。(《张氏医通·卷二·诸伤门·劳倦》)

大抵虚劳起于斫丧者，肝肾过劳，多致亡血失精，强中阴竭而死。起于郁结者，内火烁津，多致血结干咳，嗜食发痈而死。（《张氏医通·卷二·诸伤门·劳倦》）

（三）劳役过度，内伤于气

男子脉虚沉弦，无寒热，短气里急，小便不利，面色白，时目瞑兼衄，小腹满，此为劳使之然。脉虚沉弦者，以按之则少神，且无寒热，明非外感之邪也。其短气里急，少腹满，小便不利，而面色白，皆内伤于气之候，故虽时目瞑而衄，洵为劳役所致而然也。（《张氏医通·卷五·诸血门·诸见血证》）

三、七情五志过极

（一）七情劳倦，阳火相迫

妊娠吐衄，由七情脏腑所伤，气逆于上，致血上溢不止，心闷甚者多死。（《张氏医通·卷十·妇人门上·胎前》）

疮口出血，有因五脏相胜，阴阳不调，而血不止者，有因六淫七情之气不平，而血妄行者。（《张氏医通·卷九·溃疡门·痈疽》）

（二）大悲大怒

大怒则形气绝，而血菀于上。悲哀太甚则胞络绝，胞绝则阳气内动，发则心下崩，数溲血也（《张氏医通·卷五·诸血门·诸见血证》）

四、脏腑经络功能失调

（一）肝火犯胃

呕血者，血从腹胁而上，大呕而出。乃肝火内旺，鼓激胃中之血上涌，犹龙奋于泽而波涛为之沸腾也。（《张氏医通·卷五·诸血门·吐血》）

（二）脾虚不能统血

平时津唾中有血如丝，或浮散者，此属思虑伤脾，脾虚不能统血也。（《张氏医通·卷五·诸血门·吐血》）

（三）肺燥火逆

咳血者，因咳嗽而见血，或干咳，或痰中见红丝血点一两口，气急喘促，此虽肺体自燥，亦为火逆，咳伤血膜而血随痰出也。（《张氏医通·卷五·诸血门·吐血》）

（四）肝火

脾移热于肝，则为惊衄。脉至而搏，血衄身热者死。脉来悬钩浮为常脉（言脉来虚浮，按之傍指屈曲而出，形容芤脉之象也）。（《张氏医通·卷五·诸血门·诸见血证》）

经云：阴虚阳搏谓之崩，又云：阴络伤则血内溢，又云：脾统血，肝藏血，崩之为患。或脾经郁结，血不归经；或肝经有火，血热妄行；或怒动肝火，血热沸腾。（《张氏医通·卷十·妇人门上·经候》）

（五）膀胱热

胞移热于膀胱，则癃、溺血。（《张氏医通·卷五·诸血门·诸见血证》）

然则热在膀胱，必便血者，岂非以多血且从便出为顺乎？（《伤寒缵论·少阴下篇》）

（六）肾虚血逆

《金匮》云：师曰：尺脉浮，目睛晕黄，衄未止，晕黄去，目睛慧了，知衄今止……《明理论》云：伤寒衄血，责邪在表；杂病衄血，责邪在里。此曰尺浮，不言寸浮，知为肾虚血逆，非外邪也。（《张氏医通·卷五·诸血门·诸见血证》）

（七）肝脾受损

有病胸胁支满者，妨于食，病至则先闻腥臊臭，出清液，先唾血，四肢清，目眩，时时前后血，病名血枯……今脾土为木邪凌虐，病则先闻腥臊，臊乃肝之旺气也。出清液，脾虚不能敷化水精也。先唾血，脾伤不能统运营血也。四肢清，阳衰不能傍达四末也。目眩，阳不充而水上溢于经也。前后血，阴受伤而血内溢于络也。血枯，内有干血，血不归经而结胞门也。良由年少不禁，气竭

肝伤，而致月事衰少，或不来也。（《张氏医通·卷十·妇人门上·经候》）

（八）经络隔膜受损

（漏胎下血）妊娠经水，壅之以养胎，蓄之以为乳，若经水时下，此冲任气虚，不能约制而然。（《张氏医通·卷十·妇人门上·胎前》）

《内经》曰：阳络伤则血外溢，血外溢则衄。（《伤寒缵论·太阳上篇》）

（九）逆经

又经水绝后，一朝而圊血，二三日不止者，不须治，当自止，经水常五日至者五日愈，下利而经断者，利止自来。盖下利则亡津液，故经绝，利止津液复，经当自下。若脉微涩者，虽二三月不行，非胎，当养血，经自行，以脉涩故知非胎也。经水不通而逆行者，或吐血，或衄血，或唾血，或血腥。（《张氏医通·卷十·妇人门上·经候》）

五、 阴阳偏盛偏衰

（一）阴火僭越，阳火暴动

喻嘉言曰：夫血病有新久微甚，无不本之于火，然火有阴阳不同，治法因之迥异。经云：暴病非阳，则其为火也。即非阳火甚明，阳火者五行之火，何暴之有？设其暴也，复可以五行之水折之。惟夫龙雷之火，潜伏阴中，方其未动，不知其为火也，及其一发，暴不可御，以故载阴血而上溢。故凡用凉血清火之药，未有不转助其虐者，大法惟宜温补其阳，以制阴火之僭。（《张氏医通·卷五·诸血门·吐血》）

（二）炎火沸腾

凡失血，无论衄血出于经，咳血出于心，嗽血出于肺，吐血出于胃，咯血出于肾，呕血出于肝，唾血出于脾，但以色紫黑者，为瘀积久血。色鲜红者为暴伤新血，色淡清者为气虚挟痰，总属炎火沸腾。（《张氏医通·卷二·诸伤门·劳倦》）

（三）阴气逆于下，阴血竭于上

经谓咯血者属肾，明乎阴火发于阴中，其血咯之成块而出，不比咳嗽痰中带血为阳火也。此义从前未有发明，惟仲景云：误发少阴汗，动其经血者，下厥上竭，为难治。后人随文读去，总置不讲，不知下厥者，阴气逆于下也；上竭者，阴血竭于上也。盖气与血，两相维附，气不得血，则散而无统；血不得气，则凝而不流，故阴火动而阴气不得不上奔，阴气上奔而阴血不得不从之上溢而竭矣。血既上溢，其随血之气，散于胸中，不得复返于本位，则下厥矣。阴既逆于下，势必龙雷之火应之，血不尽竭不止也。（《张氏医通·卷五·诸血门·吐血》）

（四）阴虚

吐血紫赤，浓厚光泽，或有结块星缕者，阴虚也。泻臭秽，身烦热渴，或兼脓血者，阴虚也。（《伤寒兼证析义·虚劳兼伤寒论》）

（五）阳虚

血色晦淡无光，吐久不凝，或虽有瘀结，多带痰水者，阳虚也。阳虚则气衰不能生血，经虽不通，必无结血，此病机之最要者，勿以其繁而忽诸大都。（《伤寒兼证析义·虚劳兼伤寒论》）

（六）厥逆

经云：太阳厥逆僵仆，呕血善衄。阳明厥逆，喘咳身热，善惊衄呕吐。（《张氏医通·卷五·诸血门·诸见血证》）

六、失治误治

（一）少阴病厥证强发汗

少阴病，但厥，无汗，而强发之，必动其血，未知从何道出，或从口鼻，或从目出，是名下厥上竭，为难治。强责少阴汗而动其血，势必逆行而上出阳窍，以发汗皆阳药故也。或口鼻，或耳目，较之从阴窍出者则倍危矣。下厥者，少阴居中，不得汗而热深也；上竭者，少阴之血尽从上而越竭矣。少阴本少血，且从上逆，故为难治。然则热在膀胱，必便血者，岂非以多血且从便出为顺乎？

（《伤寒缵论·少阴下篇》）

（二）攻伐太过

但以此劫病之法，不可久用，久久下之，必脾肺之阳气尽伤，不能统领其阴血，其血有日趋于败而变黑耳。（《张氏医通·卷九·杂门·黄瘅》）

（三）误服辛热动血之品

"凡服桂枝汤吐者，其后必唾脓血也。"桂枝辛甘，本胃所喜，服之反吐，其人湿热素盛可知矣。湿热更服桂枝，则热愈淫溢上焦，蒸为败浊，故必唾脓血也。（《伤寒缵论·太阳上篇》）

第三节　血证的诊断

一、重视色脉分析

（一）脉证分析

气口脉大而时显一涩者，为内伤于血，气口脉大而涩，人迎及尺弦者，为醉饱入房，肝脾气血俱伤；人迎脉弦而数者，为瘀血。（《张氏医通·卷二·诸伤门·劳倦》）

脉虚浮弦为短气，目瞑衄血。脉大者，春夏剧，秋冬瘥。紧数之脉，表里俱虚，紧为寒伤营，数为血不足。虚损脉浮大者，属阳虚；细数者，属阴虚。芤为失血。若两手俱芤，而中有一部独弦者，为有瘀蓄未尽，当散瘀为先，不可骤补。（《张氏医通·卷二·诸伤门·劳倦》）

咳嗽洪滑为多痰，弦涩为少血。肺脉微急，咳而唾血，脉或沉或浮。咳溲血，形肉脱，脉搏者死。（《张氏医通·卷四·诸气门下·咳嗽》）

经曰：安卧脉盛，谓之脱血。失血脉数大为阳盛；涩细为少血；细数为阴火郁于血中；芤为失血，血虚气不归附也；弦紧胁痛为瘀结，诸血皆属于肝也。脉来寸口大，尺内微，为肺中伏火；尺中盛而寸口虚大，为肾虚阴火；尺滑而疾，为血虚有热。右手虚大，为脾胃之火；左手数盛，为肝胆之火。大抵失血，脉微弱细小而和缓者易治；洪数实大弦急，或虽小，按之如引葛，如循刀，及衄血身热，脉至而搏，呕血胸满引背，脉小而疾者，皆不治。（《张氏医通·卷五·诸血门·吐血》）

脉涩是脾血伤不能消磨水谷，所以阳时食入，阴时反出，阴时食入，阳时反出，盖两虚不相参合，故莫由转输，下入大小肠也。河间谓趺阳脉紧，内燥盛而中气衰，故为难治，可见浮脉病成，必变紧脉也。况紧而见涩，明是亡血之象。上脘亡血，膈间干涩，食不得入；下脘亡血，必并大小肠皆枯，食不得下，故难治也。（《张氏医通·卷四·诸呕逆门·反胃》）

一如古圣所言否？答言：脉本营气所主，为气血之源，故能出入脏腑，交通经络，行于肓膜之间，随气上下鼓动。（《诊宗三昧·色脉》）

暑病有弦细芤迟，血分受伤者。芤为失血之本脉。经云：脉至如搏。血温身热者死。详"如搏"二字，即是弦大而按之则减也。又云：脉来悬钩浮为常脉。言浮而中空，按之旁至，似乎微曲之状。虽有瘀积阻滞，而指下柔和。是知尚有胃气，故为失血之常脉。（《诊宗三昧·师传三十二则》）

夫从小而渐至无力，气虽不充，血犹未败。从大而按之即无，则气无所统，血已伤残，阴阳离散。将何所恃，而可望其生乎？以此言之，则濡之与散，不啻霄壤矣。（《诊宗三昧·师传三十二则》）

气病而见短涩之脉，气血交败，安可望其生乎？吐血衄血下血，芤而小弱为顺，弦急实大者逆，汗出若衄，沉滑细小为顺，实大坚疾者逆。吐血，沉小为顺，坚强者逆。吐血而咳逆上气，芤软为顺，细数者逆，弦劲者亦为不治。阴血既亡，阳无所附，故脉来芤软。若细数则阴虚火炎，加以身热不得卧，不久必死。弦为胃气之竭，亦无生理。蓄血，脉弦大可攻为顺，沉涩者逆。从高顿仆，内有血积，腹胀满，脉坚强可攻为顺，小弱者逆。金疮出血太多，虚微细小为顺，数盛急实者。破伤，发热头痛，浮大滑为顺，沉小

涩者逆。肠澼下白沫，脉沉则生，脉浮则死，肠澼下脓血，沉小留连者生，数疾坚大身热者死。(《诊宗三昧·逆顺》)

肾脉小搏沉为肠澼下血，血温身热者死。心肝病亦下血，二脏同病者可治，其脉小沉涩为肠澼，其身热者死。(《诊宗三昧·异脉》)

(二) 巧用脉色

白而微青，或臂多青脉，气虚不能统血也。若兼爪甲色青，则为阴寒之证矣。白为气虚之象，纵有失血发热，皆为虚火，断无实热之理。(《诊宗三昧·色脉》)

赤属心，主三焦。深赤色坚，素禀多火也。赤而朘坚，营血之充也。微赤而鲜，气虚有火也。赤而索泽，血虚火旺也。赤为火炎之色，只虑津枯血竭，亦无虚寒之患。(《诊宗三昧·色脉》)

若虚大而时显一涩，为内伤于血。凡血虚之病，非显涩弱，则弦细芤迟。如伤暑脉虚为气虚，弦细芤迟为血虚，虚劳脉极虚芤迟，或尺中微细小者，为亡血失精。男子平人脉虚弱微细者，善盗汗出，则气血之分了然矣。(《诊宗三昧·师传三十二则》)

若弦强搏指，而血温身热，为真阴槁竭，必死何疑。凡血脱脉芤，而有一部独弦，或带结促涩滞者，此为阳气不到。中挟阴邪之兆，是即瘀血所结处也。(《诊宗三昧·师传三十二则》)

所以温热发斑，瘀血发狂，及痰食凝滞，暴怒气逆，皆令脉促。设中虚无凝，必无歇止之脉也。(《诊宗三昧·师传三十二则》)

若气血骤损，元神不续，或七情太过，或颠仆重伤，或风家痛家，脉见止代。只为病脉，伤寒家有心悸脉代者。腹痛心疼，有结涩止代不匀者。凡有痛之脉止歇，乃气血阻滞而然，不可以为准则也。(《诊宗三昧·师传三十二则》)

若血色正赤，吐出即凝，剥起成片如柿皮者，此守藏之血，因真阴受损而脱，虽能食倍常，必骤脱而死。若吐淡红如肉如肺者，谓之咳白血，此肺胃并伤，虽淹岁月，亦终不救。(《张氏医通·卷二·诸伤门·劳倦》)

二、 重视辨证求因

（一）虚实当详辨

产后因气血虚弱，脾胃亏损而发寒热，皆不足证。经云：阳虚则恶寒，阴虚则寒热，若兼大便不通，尤属气血枯槁，切禁发表降火。（《张氏医通·卷十一·妇人门下·产后》）

失血后，头晕发热者，往往有之，此是虚火上炎外扰之故，不可误认外感而用风药。（《张氏医通·卷五·诸血门·吐血》）

（二）内伤瘀血当分明

病者如热状，烦满，口干燥而渴，其脉反无热，此为阴伏，是瘀血也，当下之。血阴也，配于阳，气得之以和，神得之以安，咽得之以润，经脉得之以行，身形之中，不可斯须离也。今因血积，神无以养则烦，气无以和则满，口无以润则燥，胃无以泽则渴，是皆阳失所配，营卫不布，津液不化，而为是证也。非阳之自强而生热比，故曰如热状。脉反无热，阴邪不能鼓激其脉，故为阴伏。（《张氏医通·卷五·诸血门·诸见血证》）

第四节　血证的治疗特色

一、 重视配伍

（一）苦寒与辛温相配

夫水者，遇寒则坚冰潜于地中，遇风则汹涌起于平陆，人之吐血，皆风火使然。柏叶禀西方金气，可制肝木之逆，则血有所藏。艾叶之温，可使火反归阴而宿藏于下，用马通以降血逆，尤属相宜，家秘多阿胶三钱，时珍纲目有阿胶无艾，总取辛温之力以和苦寒之性，不独治吐血不止，而下血者亦可用之。（《张氏医通·卷五·诸血门·诸见血证》）

补阳燥剂，辛热太多，皆能偏助狂火而损真阴。阴中伏火，日渐煎熬，血液衰耗，使燥热转甚，而为诸病。在外则皮肤皲揭，在上则咽鼻生干，在中则水液衰少而烦渴，在下则肠胃枯涸，津不润而便难，在手足则痿弱无力，在脉则细涩而微。此皆阴血为火热所伤，法当治以甘寒滋润之剂。甘能生血，寒能胜热，阴阳滋而火杀，液得润而燥除。源泉下降，精血上荣，如是则阴液宣通，内神茂而外色泽矣。(《张氏医通·卷二·诸伤门·燥》)

（二）化瘀与止血并行

经云：人有堕坠，恶血留内，腹中胀满，不得前后，先饮利药。(《张氏医通·卷六·诸风门·跌扑》)

伤损气血凝滞则肿，或紫或青，痛不可忍，宜活血行气，最忌恶血攻心与破伤二证。凡血上逆者，即以逐瘀为急。(《张氏医通·卷六·诸风门·跌扑》)

攻方之制，攻其实也。凡攻气者攻其聚，聚可散也；攻血者攻其瘀，瘀可通也；攻积者攻其坚。(《张氏医通·卷十六·附张介宾八略总论·攻略》)

（三）攻补兼施

若金刃伤皮出血，或致亡血过多，二者不可同法而治，有瘀血者宜攻利之，若亡血者兼补调之，须察其所伤上下、轻重、浅深之异，经络气血多少之殊，惟宜先逐瘀血，通经络，和血止痛，然后调气养血，补益胃气，无不效也。(《张氏医通·卷六·诸风门·跌扑》)

血溢血泻，诸蓄妄证，其始也，宜以行血破瘀之剂折其脱气，而后区别治之。或问失血复下，虚何以当？答曰：血既妄行，迷失故道，不去蓄利瘀，则以妄为常，曷以御之？且去者自去，生者自生，何虚之有？失血家须用下剂破血，盖施之于蓄妄之初；亡血虚家不可下，盖戒之于亡失之后也。或问人身阳气，为阴血之引导，阴血为阳气之依归，何为清浊相干，乱于中外，而致血不归经，则有上溢下脱之患。其血或从吐出，或从呕出，或从咯出，或从鼻出，或从眼耳齿舌出，或从津唾而出，或从肌肤而出，或从二便而出，复有蓄积不行者，为患各有不同，愿一一显示至理，条分脏腑

经络之源，以启学人蒙昧。(《张氏医通·卷五·诸血门·诸见血证》)

(四)寓泻于补

女人逆经，血灌瞳神，满眼赤涩者，乃血热经闭，过期不行，则血逆行于上。如有胬肉，切不可钩割，只用四物加行气破血通经药，经行则血翳自退。势甚，必加酒大黄下夺其势，去火所以存阴。正为肝虚血少，不得不以退火为急务，火不下夺，则凌烁真阴，阳愈亢而阴愈竭矣。人但如四物之补血，孰知大黄为补血哉，若因其虚而用补药，非徒无益，真是抱薪救焚矣！(《张氏医通·卷八·七窍门上·经逆赤肿》)

(五)重益气补虚

积劳吐血者，血病之余吐血者，吐血多而久不止者，并宜独参汤主之。气虚有热，保元汤加童便、藕汁，即有血亦无碍。一切失血，或血虚烦渴，躁热不宁，五心烦热，圣愈汤。血证既久，古人多以胃药收功，异功散加丹皮、山药、泽泻。咳嗽更加葳蕤，此虚家神剂也。(《张氏医通·卷二·诸伤门·劳倦》)

诸失血后，倦怠昏愦，面失色，懒于言语，浓煎独参汤加橘皮，所谓血脱益气也。(《张氏医通·卷五·诸血门·吐血》)

(六)气血双补，化裁灵活

四君子乃胃家气分之专药，胃气虚而用之，功效立见，即血虚用四物，亦必兼此。故八珍之主治，不独气血两虚也，即血虚者亦须兼用。但补气则偏于四君，补血则偏于四物。若纯用血药，不得阳生之力，阴无由以化也。方中白术，若治脾胃虚衰，大便不实，或呕恶不食，合用炒焦，方有健运之力。如肺胃虚燥，咳嗽失血，须用陈米饭上蒸过十余次者，则转浊为清，转燥为润，是以异功散、八珍汤及归脾、逍遥等方内，并宜蒸者，即阴虚干咳，咳吐白血，总无妨碍，更加白蜜拌蒸，犹为合宜。其于轻重炮制之间，全在用者之活法权变，举此可以类推三隅矣。(《张氏医通·卷十六》)

（七）补水与顺气同施

补水则火自降，顺气则血不逆，阿胶、牛膝、丹皮，补水之药也；苏子、橘红、沉香，顺气之药也。童便者，引血归下窍，兼有行瘀之能；藕汁者，达血使无滞，而有止涩之力。（《张氏医通·卷五·诸血门·吐血》）

二、用药宜忌

（一）外感内伤，审因论治

若风气入血分，则下鲜血；挟湿热，则下如豆汁，人参胃风汤。有血，加防风。（《张氏医通·卷六·诸风门·胃风》）

寒冷之物伤于中，膜满而胀，传为飧泄，宜温热以消导之。湿热之物伤于中而下脓血者，宜苦寒以疏利之。风邪下陷者升举之。湿气内盛者分利之。里急者下之。后重者调之。腹痛者和之。洞泄肠鸣、脉细微者，温之收之。脓血稠黏，数至圊而不能便，脉洪大有力者，下之寒之。此治痢之大法也。（《张氏医通·卷七·大小府门·痢》）

（二）阳虚不能制阴，宜温阳散寒

若血色晦淡不鲜，无论上吐下失，俱当用温热之剂，如甘草干姜温理中气，切禁寒凉；若至虾血血水，难已。（《张氏医通·卷五·诸血门·吐血》）

久病虚劳失血，吐血成升斗者，花蕊石散；然必阳虚不能制阴，阴气暴逆者为宜。（《张氏医通·卷二·诸伤门·劳倦》）

（三）阳火相迫，宜凉血止血

七情妄动，形体疲劳，阳火相迫，致血错行，脉洪多热，口干便涩，宜行凉药。（《张氏医通·卷二·诸伤门·劳倦》）

久病虚劳失血，着气盛血随火涌者，误用必殆，宜十灰散。（《张氏医通·卷二·诸伤门·劳倦》）

（四）产后慎用动血之品，亦禁寒凉

酒能助火乱经，误用不无动血之虞，至如鸡子猪肾，一切滞气

坚韧难化物，及生冷腻滑，皆不可食。即砂仁汤亦能动血，咸在禁例。浴能升动恶露，虽当夏月，亦须禁之。曾有产数日后，因浴瘀血上冲而毙者；亦有因浴动血，误用寒凉，瘀结不行，血化为水，喘满肿胀而死者，不可不慎也。（《张氏医通·卷十一·妇人门下·产后》）

新产骤虚，最忌着寒，寒则血气凝滞，诸变冗生，每至饮食不化，腹痛作泻，祸患莫测，欲去其瘀，则正气并脱，欲止其泻，则瘀结不行。惟姜、桂、参、术辛温峻补，庶几血行泻止。（《张氏医通·卷十一·妇人门下·产后》）

（五）崩伤产后，随因而治

然崩伤产后，吐血衄血，并令人眩晕，当随所因而治，感气而胃口作痛，养胃汤；因气而心腹痛，降气散；感寒而痛，甘草干姜汤加焦白术、桂枝；有食，枳实理中加炮黑山楂。（《张氏医通·卷十一·妇人门下·产后》）

三、 重视血证前后调补

凡治血证前后调理，须按心、脾、肝三经用药，心主血，脾裹血，肝藏血。归脾汤一方，三经之药也。远志、枣仁补肝以生心火，茯神补心以生脾土，参、芪、甘草补脾以固肺气，木香者，香先入脾，总欲使血归于脾，故曰归脾。凡有郁怒伤肝，思虑伤脾者尤宜。火旺者，加山栀、丹皮；火衰者，加肉桂、丹皮，又有八味丸以培先天之根，治无余法矣，（《张氏医通·卷五·诸血门·诸见血证》）

调经及安胎，虽以顺气为主，又须补脾为要，治崩及产后，虽以散血为先，又当扶虚为本。（《张氏医通·卷十·妇人门上·经候》）

久病虚劳失血，血枯发热及女人经闭血枯者，宜《素问》四乌贼骨一藘茹丸，或四物换生地加桃仁、虻虫，作丸服。（《张氏医通·卷二·诸伤门·劳倦》）

失血后烦渴，大便不通，一味生地黄捣汁服之，大病后不得眠，大便不通，一味熟枣仁，擂水去滓，煮粥频食。血枯燥结，恒用熟地黄蜜煎常服，或熬膏亦佳。又老人血枯便闭，用生地黄、当归身、鲜首乌各四两，广皮一两，熬膏炖热服半小杯。不通，三五次效。(《张氏医通·卷七·大小府门·大便不通》)

第二章

血证治疗经验

第一节　衄　血

一、总论

（一）色脉分析

《明理论》云：伤寒衄血，责邪在表；杂病衄血，责邪在里。此曰尺浮，不言寸浮，知为肾虚血逆，非外邪也。

病人面无色，无寒热，脉沉弦者衄。浮弱手按之绝者下血。烦渴者必吐血。（一作病患面无血色）。

面者血之华，血统则华鲜，若有寒热，为伤其血而致，今无寒热，则是因血脱而然矣。夫脉浮以候阳，沉以候阴；若但见沉弦，轻取绝无者，是无阳也。无阳知血之上脱，若止见浮弱，重按绝无者，是无阴也。无阴知血之下脱，而烦渴呕血者，以火气扰乱则神烦，火动于膈则咳逆，咳则涌血而上越也。然则沉之无浮，浮之无沉，何便见为脱血乎？以其面无血色而脉弦弱也。

男子脉虚沉弦，无寒热，短气里急，小便不利，面色白，时目瞑兼衄，小腹满，此为劳使之然。

男子面色薄者，主渴及亡血。卒喘悸，脉虚者，里虚也。

心主血，心虚则脉虚。上句以面色薄，而主心血不荣于外，下句以喘悸脉浮，而主心气不充于里，皆由心神耗散，血亡津伤所致

也。(《张氏医通·卷五·诸血门·诸见血证》)

（二）预后判断

《金匮》云：师曰，尺脉浮，目睛晕黄，衄未止，晕黄去，目睛慧了，知衄今止。尺以候肾，肾虚则相火扰其阴血，从膀胱而升，故脉浮也。肾之精，上营瞳子，膀胱之脉下额中，二经中有不归经之血，故晕黄，黄退则血亦散，所以知衄止也。(《张氏医通·卷五·诸血门·诸见血证》)

凡衄血之脉，数实或坚劲，或急疾不调，皆难治。久衄脉虚大，头额痛甚，鼻流淡黄水者死。(《张氏医通·卷五·诸血门·衄血》)

此金水二脏不足故也。水不足，则火独光，而金伤矣。夫阴血之安养内外者，皆肾水主之也。肾水虚，则不能安静，而血被火逼，遂溢出。血出则五脏内外之阳皆失其配，失配之阳，无根之狂，阳也，有升无降，炎烁肺金而为咳逆上气，肺肾之阴，有绝无复耳。脉数身热，阳独胜也。不能卧，阴已绝也。阴绝则阳不能独生，故曰死。(《张氏医通·卷五·诸血门·诸见血证》)

若郁火不泄，血气不荣而发痈疽者，去生远矣。脾胃泄泻，六脉细数而坚急，久卧床褥，烦躁血多者不治。如六脉平缓，重按有神，饮食不减，大肉未消，二便调适者，可用贝母、麦冬消痰宁嗽，功多开郁；蛤蚧透骨追虫；佐以百部，杀虫独步；兼地骨皮、薄荷以清内热，橘红、甘草调中和营为主。(《张氏医通·卷二·诸伤门·虚损》)

血虚有伤，加茜根；凡骨蒸以多汗为易治，气虚血尚未竭也；若干热无汗为难治，气血内涸，不能外通也。肉脱骨痿而热甚，泄泻无度而畏寒，失血发热而脉数实，咳吐白血；及呕血声散，骨肉相失，阳事不禁，暮热如焚，身热面色夭然白，及下血衃，寒热脱形，脉坚搏者，皆不可治。(《张氏医通·卷二·诸伤门·虚损》)

（三）治则

1. 虚补实攻

脉大而虚者，为脾虚不能统摄，宜补气；小而数者，为阴虚火

乘，宜摄火；弦涩为有瘀积，宜行滞。(《张氏医通·卷五·诸血门·衄血》)

2. 衄家禁汗，有邪者除外

衄家不可发汗，汗出必额上陷脉急紧，直视不能眴，不得眠。久惯衄家，清阳之气素伤，更发其汗，以虚其虚，则两额之动脉必陷，故眴急不能卒视，不得眠。盖目与额皆阳明部分也。此与伤寒脉浮紧不发汗因致衄者，虚实悬殊，不可不辨。(《伤寒缵论·太阳上篇》)

衄血脉浮大数者，为邪伏于经，宜发汗。(《张氏医通·卷五·诸血门·衄血》)

3. 杂病衄血，责热在里，禁发散

杂病衄血，责热在里，经络热甚，阳气壅重，迫血妄行而出于鼻，从无发散之理。(《张氏医通·卷五·诸血门·衄血》)

4. 衄血不已，须加气药

大衄不止，面浮肿者，苏子降气汤，使血随气下，得力全在肉桂一味。久衄不已，须加气药，如木香、香附之类。盖血无气引，则血不归经也。(《张氏医通·卷五·诸血门·衄血》)

亦有中气虚而不时烘热，手足时冷时热而衄，此清阳之气不能上升，无根之火倏往倏来也，补中益气加芍药、肉桂。(《张氏医通·卷十二·婴儿门下·失血》)

有㿀后余毒乘脾，脾气受伤，不能统血而衄，小剂参苓白术散加炒黑连、芍。若躁热闷乱，口干渴甚而衄，手足并热者，犀角地黄去丹皮加黄连、山栀、炮姜。(《张氏医通·卷十二·婴儿门下·失血》)

5. 郁火亢极，宜开郁降火

所欲未遂，阴阳离绝，郁火亢极，不得发泄而成失合证者，较之房劳更甚。始则肝木郁热，继则龙火上燔，致心肺受病而喘嗽烦热，甚则迫血骤亡者有之，经闭不行而吐衄者有之，此证宜开郁降火，增损柴胡汤、加味逍遥散选用。阴火亢极者，可用滋肾丸、玉烛散光泻郁火，后服滋养之药，如乌骨鸡丸之类。(《张氏医通·卷二·诸伤门·虚损》)

二、各论

(一) 肌衄

血从毛孔出者为肌衄。脉数，当归补血汤。脉浮，黄芪建中汤。脉弱，保元汤。脉盛，当归六黄汤。(《张氏医通·卷五·诸血门·衄血》)

1. 实热衄血

实热衄血，脉实大便秘者，犀角地黄汤加木香、大黄。(《张氏医通·卷五·诸血门·衄血》)

2. 内虚寒而外假热

衄血过多，屡服犀角地黄汤不止，此内虚寒而外假热也，《千金》当归汤，兼标本而治之。(《张氏医通·卷五·诸血门·衄血》)

3. 七情喜怒，劳逸过伤

若因七情喜怒，劳役过伤而致者，无论是何经络，并宜茅花煎汤，调止衄散，或四物加犀角、丹皮、沉香。(《张氏医通·卷五·诸血门·衄血》)

4. 大寒

六脉弦细而涩，按之空虚，色白不泽者，脱血也，此大寒证，理中汤加黄芪。(《张氏医通·卷五·诸血门·衄血》)

5. 心火旺

六脉俱大，按之空虚，心动面赤，善惊上热，乃手少阴心火旺，而上熏于肺脉也，三黄补血汤。(《张氏医通·卷五·诸血门·衄血》)

6. 邪伏于经

衄血脉浮大数者，为邪伏于经，宜发汗。

7. 伤寒衄血

衄者，血从经络中渗出而行于清道也，伤寒衄血，责热在表，有麻黄、越婢等法。(《张氏医通·卷五·诸血门·衄血》)

(二) 齿衄

1. 风壅

齿衄，血从齿缝中或齿龈中出者，曰齿衄，又谓牙宣。有风壅，有肾虚，有胃火。风壅者，或齿龈微肿，或牵引作痛，消风散加犀角、连翘，外擦青盐、藁本末。(《张氏医通·卷五·诸血门·衄血》)

2. 肾虚

肾虚者，口不臭，齿浮动，齿缝中点滴而出，若隐隐作痛者，虚风袭入肾经，肾主骨，齿乃骨之余也，宜盐汤下小安肾丸。(《张氏医通·卷五·诸血门·衄血》)

3. 肾虚而有火

不痛，肾虚而有火也，六味丸加骨碎补，外用青盐炒香附末擦之。(《张氏医通·卷五·诸血门·衄血》)

4. 胃火

胃热者，牙疼而龈间出血如涌，齿不动摇，其人必好饮，或多啖炙煿所致，口臭不可近，宜清胃散，甚者服调胃承气汤。(《张氏医通·卷五·诸血门·衄血》)

(三) 舌衄

1. 热壅舌上

热壅舌上出血如泉，用文蛤一味为散掺之。(《张氏医通·卷五·诸血门·衄血》)

2. 虚热

虚热舌胀大，出血不止，生干姜末、蒲黄末掺之。(《张氏医通·卷五·诸血门·衄血》)

舌衄，舌上忽出血如线，先用蒲黄煎汤漱之，次用槐花炒研掺之，黄芪六一汤合生脉散服之。(《张氏医通·卷五·诸血门·衄血》)

(四) 鼻衄

1. 外邪致衄

太阳病，脉浮紧，发热，身无汗，自衄者愈。

衄血成流则邪热随血而散，夺血则无汗也。设不自衄，当以麻黄汤发之。发之而邪解，则不衄矣。发之而余邪未尽，必仍衄而

解。(《伤寒缵论·太阳上篇》)

2. 热毒蕴结

脉浮紧，当以汗解，失汗则邪郁于经不散而致衄，衄必点滴不成流，此热邪不得大泄，病必不解，急宜麻黄汤汗之，夺汗则无血也。仲景云衄家不可发汗，亡血家不可发汗，以久衄亡血已多，故不可发汗，复夺其血也。此因当汗不汗，热毒蕴结而成衄，故宜发其汗，则热泄而衄自止矣。(《伤寒缵论·太阳上篇》)

世本"麻黄汤主之"在"阳气重故也"下，今正之。服药已微除，复发烦者，余邪未尽也。目瞑烦剧者，热盛于经，故迫血妄行而为衄，衄则余热随血而解也。以汗后复衄，故为阳气重也。或言汗后复衄，而热邪仍未尽，重以麻黄汤散其未尽之邪，非也。若果邪热不尽，则"衄乃解"三字，从何着落？八九日不解，则热邪伤血已甚，虽急夺其汗，而营分之热不能尽除，故必致衄，然后得以尽其余热也。将衄何以目瞑，以火邪载血而上，故知必衄乃解。(《伤寒缵论·太阳上篇》)

有收靥后，身热咳嗽，声哑吐痰而衄者，此毒火乘金，越出上窍也，犀角地黄汤加芩、连、门冬、牛蒡子。(《张氏医通·卷十二·婴儿门下·脱痂》)

3. 气血逆行

产后鼻衄，乃气血逆行所致，紫苏饮入童便、荆芥灰，如口鼻黑气起而衄者难治。初产时，口中血溢出暴，或吐血嗽血，名血气冲心，四物加延胡、木香、炮姜。(《张氏医通·卷十一·妇人门下·产后》)

4. 惊仆气散

小儿鼻衄，多因惊仆气散，血无所羁而随气上脱，先用小乌沉汤，次用止衄散，或异功散加柴胡、山栀。久不愈，用麦冬、黄芪、当归、生地、人参、五味煎服。若衄久血脱，但出淡红水，或带黄黑色者难已。(《张氏医通·卷十一·婴儿门上·鼻塞鼻衄》)

5. 跌仆内伤

或因跌仆内伤，瘀血阻滞，谵语神昏，喘胀衄血者，桃核承气

汤。(《张氏医通·卷十二·婴儿门下·痘疹握机论》)

6. 积劳伤脾

大衄血者，口鼻俱出也，此积劳伤脾所致，补中益气倍黄芪、当归；不应，归脾汤加童便、藕节。(《张氏医通·卷五·诸血门·衄血》)

7. 血因旧路

曾病衄，后血因旧路，或一月三四衄，又有洗面即衄，日以为常，并宜止衄散，茅花煎汤调下。(《张氏医通·卷五·诸血门·衄血》)

8. 胃气虚败

大抵冲心者，十难救一。冲胃者，五死五生。冲肺者十全一二。产后，口鼻起黑色而鼻衄者，是胃气虚败而血滞也，急用二味参苏饮，稍迟不救。(《张氏医通·卷十一·妇人门下·产后》)

（五）耳衄

1. 肝火

耳中出血为耳衄。两关弦数，饮酒多怒人属肝火，柴胡清肝散。(《张氏医通·卷五·诸血门·衄血》)

2. 阴虚

尺脉弱或躁，属阴虚，生料六味丸加五味子，更以龙骨烧灰，吹入即止。(《张氏医通·卷五·诸血门·衄血》)

（六）眼衄

血从目出，乃积热伤肝，或误药扰动阴血所致。暴病发热见此，栀子豉汤加犀角、秦皮、丹皮、赤芍。误药成坏病见之，虽用独参、保元、生料六味，皆不可救。

三、医案

石顽治朱圣卿，鼻衄如崩，三日不止，较之向来所发之势最剧，服犀角、地黄、芩、连、知、柏、石膏、山栀之属转盛，第四日邀余诊之。脉弦急如循刀刃，此阴火上乘，载血于上，得寒凉之药，转伤胃中清阳之气，所以脉变弦紧。与生料六味加五味子作汤，另用肉桂末三钱，飞箩面糊，分三丸，用煎药调下。甫入喉，其血顿止，少顷，口鼻去血块数枚而愈，自此数年之患，绝不再发。(《张氏医通·卷五·诸血门·衄血》)

滑伯仁治一妇，体肥气盛，因无子，常服暖子宫药，积久火盛迫血，上行为衄，衄必升余。医者独以为上实下虚，用丹剂镇坠之。经云：上者下之。今血气俱盛，溢而上行，法当下导，奈何实实耶？即与桃核承气三四下，瘀积既去，继服既济汤二十余剂而愈。一膏粱过饮致衄，医曰：诸见血为热，以清凉饮子投之即止。越数日其疾复作，又曰：药不胜病故也，遂投黄连解毒汤，或止或作。易数医，皆用苦寒之剂，向后饮食起居，渐不及初，肌寒而躁，言语无声，口气秽臭，其衄之余波未绝。或曰：诸见血为热，热而寒，正理也，今不愈而反害之，何耶？盖医惟知见血为热，而以苦寒攻之，不知苦寒专泻脾土，脾土为人之本，火病而泻其土，火未除而土已病，病则胃虚，虚则营气不能滋荣百脉，元气不循天度，气随阴化，故声不扬而肌寒也，惟当甘温大补脾土，斯可向安矣。(《张氏医通·卷五·诸血门·衄血》)

第二节　吐　血

一、总论

刘默生曰：吐血一证，人惟知气逆血溢，火升血泛，不知血在脏腑，另有膈膜隔定，其血不能渗溢。夫膈膜者，极薄极脆，凡有所伤则破，破则血溢于上矣，故有阳络伤则血上溢，阴络伤则血下渗。已伤之膜，若有复伤，其吐必多，膈膜虽伤，伤处有瘀血凝定，血来则缓。(《张氏医通·卷五·诸血门·吐血》)

（一）色脉分析

吐血者，一吐则倾盆盈碗，或鲜散中兼紫黑大块，吐后不即凝结。盖吐血出于胃，胃为水谷之海，多气多血，所以吐多而不即凝，以中杂水谷之气也。皆劳力内伤中气而得，亦有醉饱接内而致

者。(《张氏医通·卷五·诸血门·吐血》)

若血色瘀晦如污泥,为阳不制阴,宜花蕊石散温以散之。吐血初起,脉俱洪数者,属外因,须用参苏饮加归身倍茯苓。盖茯苓能守五脏真气,泻肾中伏火,去脾胃中湿。二三剂后,脉数退而洪不退者,用六味地黄丸加沉香以纳气归原;若洪退弱极,用四君子加橘红以补脾生肺,慎不可用凉药。盖火载上行,逆也,复用凉药强为降下,岂非逆而又逆乎?不若发散之为愈也。上膈壅热,胸腹满痛,吐血,脉洪大弦长、按之有力,精神不倦,或觉胸中满痛,或血是紫黑块者,用当归、丹皮、荆芥、阿胶、滑石、酒大黄、玄明粉、桃仁泥之属从大便导之,此釜底抽薪之法。不知此,而从事于芩、连、知、柏之属辅四物而行之,使气血俱伤,脾胃多败,百不一生也。(《张氏医通·卷五·诸血门·吐血》)

(二)预后判断

吐血脉以微细为顺,洪大为逆,血若暴涌如潮,喉中不止,脉见虚大,此火势未敛,不可便与汤药,急以热童便,或藕汁灌之,俟半日许,脉势稍缓,可进调养之剂。(《张氏医通·卷五·诸血门·吐血》)

倘寸关虽弱而尺中微弦,为阴虚,以防午后阴火上升,上午宜服独参、保元以统其血,午后与六味丸加童便、牛膝以济其阴。服后脉渐调和,饮食渐进,肢体轻捷,面色不赤,足膝不冷,身不灼热,额无冷汗,溲便如常,虽有紫黑血块,时欲略出而无鲜血上行,方许可治。血虽止而脉大不减,或虽小而弦细数疾,或弦硬不和,慎勿轻许可治。亦有他部柔和而左手关尺弦强者,为阴虚火旺,最为危兆,其变有三:一则阴火引血复上而暴脱,一则虚阳发露而发热,一则火上逼肺而喘咳,此终不救。脱血用大剂人参益气以固血,惟血色鲜明或略兼紫块者宜之。若见晦淡者为血寒而不得归经,须兼炮黑干姜,或大剂理中温之。尺部脉弦,大剂生料六味加肉桂引之,亦有用肉桂为末,和独参汤服者。若血色如朱,光亮如漆,吐出即干,以指甲剔之成片而起者,虽能食不倦,后必暴脱而死。(《张氏医通·卷五·诸血门·吐血》)

咯血吐血，多致堕胎，胎赖血养，不宜漏溢，紫苏饮加条芩。（《张氏医通·卷十·妇人门上·胎前》）

（三）治则

1. 宜行血，不宜止血；宜补肝，不宜伐肝；宜降气，不宜降火

吐血有三诀：宜行血，不宜止血。血不循经络者，气逆上壅也，行血则循经络，不止自止，止之则血凝，血凝则发热恶食，病日痼矣。宜补肝，不宜伐肝。经曰：五脏者，藏精气而不泻者也。肝主藏血，吐血者，肝失其职也，养肝则肝气平而血有所归，伐肝则肝虚不能藏血，血愈不止矣。宜降气，不宜降火。气有余便是火，气降则火降，火降则气不上升，血随气行，无溢出上窍之患矣；降火必用寒凉之剂，反伤胃气，胃气伤，则脾不能统血，血愈不能归经矣。（《张氏医通·卷五·诸血门·吐血》）

2. 一则忌专用寒凉之，一则忌专用人参

今之疗吐血者，大患有二：一则专用寒凉之味，如芩、连、山栀、四物、知、柏之类，往往伤脾作泻，以致不救；一则专用人参，肺热还伤肺，咳嗽愈甚。亦有用参而愈者，此是气虚喘嗽，气属阳，不由阴虚火炽所致，然亦百中一二也。（《张氏医通·卷五·诸血门·吐血》）

3. 缓缓清理，徐徐调补，不可骤壅，亦不可用耗气之药

若阴火骤冲破瘀积之血，血来如潮之上涌，自觉沥沥有声，彼时喘息不定，面赤如醉，烦躁不宁，心神昏乱，一皆龙雷之势，脉亦急疾难凭，少顷火退神清，面白气平，血亦渐止，方可诊切。用药须乘此时，瘀积荡尽，缓缓清理，徐徐调补，然不可骤壅，亦不可用耗气之药，悉知此义，治血有本矣。（《张氏医通·卷五·诸血门·吐血》）

4. 不可骤止，只宜清理胃气以安其血

吐血……治法，不可骤止，止则使败血留积，为瘀血之根，不时举发，为害非轻；亦不宜峻攻，复伤其血，只宜清理胃气以安其血，如犀角地黄汤，随证加桃仁、茜根、橘红、木香、大黄、童便之属。（《张氏医通·卷五·诸血门·吐血》）

二、各论

1. 热毒吐血

《千金翼》治吐血，用生地汁半升，煎三两沸，调生大黄末一方寸匕，分三服，治热毒吐血有效。（《张氏医通·卷五·诸血门·吐血》）

吐血在暑天，病患口渴面垢，头晕干呕，五苓散；或桂苓甘露饮，并加麦冬、五味、藕节汁。或谓呕吐紫凝血为寒者，误也。此非冷凝，由热甚销烁而为稠浊，热甚则水化制之，故赤兼黑而为紫也，泻心汤。盖火性急速，故至溢脱，从未见有属阴寒者耳。或偶触破伤，血遂泉涌不止，惟用十全大补汤，频频多服；外用杏仁研细，拌白面水调涂之。（《张氏医通·卷五·诸血门·吐血》）

2. 热伤肝

有胁痛而吐血者，此热伤肝也，小柴胡去半夏、黄芩，加丹皮、鳖甲。两胁肿痛，有蓄血偏着左胁而痛者，复元活血汤。（《张氏医通·卷五·诸痛门·胁痛》）

3. 食饮伤胃

夫酒客咳者，必致吐血，此因极饮过度所致也。（《张氏医通·卷五·诸血门·诸见血证》）

酒性大热伤胃，胃气不守，乱于胸中，中焦之血，不布于经络，因热射肺而为咳逆，随气溢出也，此即《千金》所谓由伤胃吐血也。（《张氏医通·卷五·诸血门·诸见血证》）

酒后闷呕，血从吐后出者，新定紫菀茸汤。（《张氏医通·卷五·诸血门·吐血》）

饮酒过多，伤胃吐血，六君子加香、砂、干葛。伤胃吐血，因饮食太过不能消化，烦闷强呕，因伤胃口吐血，腹中绞痛自汗，其脉紧而数者难治，枳实理中汤加丹皮、扁豆灰。（《张氏医通·卷五·诸血门·吐血》）

饮食伤胃，逆上吐衄，加香、砂、楂、曲。咳嗽有红，用固本丸、集灵膏。脾胃虚而大便不实者，琼玉膏。劳嗽吐红，上热下

寒，四味鹿茸丸、济生鹿茸丸选用。（《张氏医通·卷二·诸伤门·虚损》）

4. 胃中热甚

胃中热甚，迫血妄行，犀角地黄汤加大黄灰、木香、桃仁。（《张氏医通·卷五·诸血门·吐血》）

若血中见似肉似肺，如烂焦鱼肠，此胃中脂膜为邪火所烁，凝结而成，方书咸谓必死，然吐后凝结既去，而不发热，能进饮食，令服小剂异功、保元，大剂六味、都气，多有得生者，不可尽委之于无救也，此证宜与前虚损门参看。（《张氏医通·卷五·诸血门·吐血》）

5. 内伤瘀积

内伤瘀积在胃，不时吐血者，其人面色槁而滞，脉多弦涩，当先与百劳丸去瘀，后用异功、六君调补。（《张氏医通·卷四·诸气门下·咳嗽》）

6. 心气不足

心气不足，吐血衄血，泻心汤主之。（《张氏医通·卷五·诸血门·诸见血证》）

心气不足，言阴津不足，非心火之不足也，故以大黄导蕴结之火，芩、连泻心下之热，而血自安矣。（《张氏医通·卷五·诸血门·诸见血证》）

7. 劳心太过

劳心太过，吐血不止，归脾汤去木香，加门冬、阿胶。（《张氏医通·卷五·诸血门·吐血》）

8. 肺胃虚弱

有肺胃虚弱，咳嗽喘促，或时吐血衄血，自汗盗汗者，门冬清肺饮。（《张氏医通·卷四·诸气门下·咳嗽》）

9. 阴盛格阳

赵养葵曰：凡肾经吐血者，俱是下寒上热，阴盛于下，逼阳于上之假证，世人不识，而为所误者多矣。吾独窥其微，而以假寒治之。盖真阴失守，命门火衰，火不归原，阴邪逼其浮游之火于上，上焦咳嗽气喘，恶热面红，呕吐痰涎出血，此系假阳之证，须用八味丸引火归原，水探冷服，下嗌之后，冷性既除。热性始发，因而呕哕皆除，即仲景人尿猪胆汁加于白通汤中以通格拒之意也，倘一服寒凉，顷刻立化，慎之哉！（《张氏医通·卷五·诸血门·诸见血证》）

10. 劳倦内伤

内伤劳役之人，喘嗽面赤，发热头痛而衄，此肺经气虚，失护卫之职，致心包火炎，经脉热甚，故行清道，当归补血汤加薄荷、荆芥；不应，补中益气倍黄芪，慎不可用辛热之药；兼有风寒，小建中加葱、豉。清道闭塞，流入胃脘，吐出清血，或衄血不尽，瘀积停留，致面目痿黄，大便黑色者，犀角地黄汤。撅扑而衄不止，小乌沉汤调黑神散。（《张氏医通·卷五·诸血门·衄血》）

一属极劳奔驰伤肝，其证遍身疼痛，或时发热，犀角地黄汤加当归、肉桂、桃仁泥；一属竭力房劳伤肝，其证面赤足冷，烦躁口渴，生脉散合加减八味丸。……房室劳惫，气竭伤肝而有干血者，四乌鲗骨一藘茹丸，兼童便、藕汁之类。（《张氏医通·卷五·诸血门·吐血》）

11. 肾气不足

喘出于肾与骨。肝脉若搏，因血在胁下，令人喘逆。肾气失守，所以便溏，其人虽强，不久当呕血而死。若失血后阴火上乘而短气不足以息，或肾虚发热唾痰者，生脉散加归、芪、生地。（《张氏医通·卷四·诸气门下·喘》）

12. 七情所伤

妊娠吐衄：由七情脏腑所伤，气逆于上，致血上溢不止，心闷甚者多死，或堕胎也。若肝经怒火，加味逍遥散；膏粱积热，加味消胃散；郁结伤脾，加味归脾汤；肺经有火，黄芩清肺饮；因气郁滞，紫苏饮；气不摄血，补中益气去升麻加煨葛根；肾经虚火，六味丸加麦冬、五味。（《张氏医通·卷十·妇人门上·胎前》）

13. 吐血后调理

吐血发渴，名曰血渴，十全大补汤，或生脉散加黄芪、煨葛根、枇杷叶，量胃气虚实用之。暴吐血新止后，丹方用燕窝菜、冰糖各四钱，同煮服之，连服五七日，永不复发。（《张氏医通·卷五·诸血门·吐血》）

尝见大吐血后停食，感寒发热至夜谵语者，亦以热入血室治之而愈。（《伤寒缵论·太阳下篇》）

三、 医案

石顽治谈仲安，体肥善饮，初夏患壮热呕逆，胸膈左畔隐痛，手不可拊，便溺涩数，舌上苔滑，食后痛呕稠痰，渐见血水，脉来涩涩不调，与凉膈散加石斛、连翘，下稠腻颇多，先是疡医作肺痈治不效。予曰：肺痈必咳嗽吐腥秽痰，此但呕不嗽，洵为胃病无疑。下后四五日复呕如前，再以小剂调之，三下而势甫平。后以保元、苓、橘平调二十日而痊。（《张氏医通·卷四·诸呕逆门·胃脘痛》）

同时有胡又曾，亦患虚劳吐血，一夕吐出如守宫状者一条，头足宛然，色如樱桃，不崇朝而毙。（《张氏医通·卷五·诸血门·衄血》）

喻嘉言治一人，素有失血病，晨起陡暴一口，倾血一盆，喉间气壅，神思飘荡，壮热如蒸，颈筋粗劲，诊其脉尺中甚乱，曰：此昨晚大犯房劳也。因出验血色，如太阳之红，再至寝所谓曰：少阴之脉系舌本，少阴者肾也。今肾家之血，汹涌而出，舌本已硬，无法可以救急，不得已用丸药一服，镇安元气，若得气转丹田，尚可缓图。因浓煎人参汤下黑锡丹三十粒，喉间有声，渐入少腹，顷之舌柔能言。但声不出，急用润下之剂以继前药，遂与阿胶一两溶化，分三次热服，半日服尽，身热渐退，颈筋渐消，进粥，与补肾药，多加秋石，服之遂愈。（《张氏医通·卷五·诸血门·吐血》）

飞畴治苏天若乃郎宾旭，新婚后，于五月中暴吐血数升，昏夜邀视，汤药不及，命煎人参五钱，入童便与服。明晨诸医咸集，以为人参补截瘀血，难以轻用，议进生地、山栀、牛膝等味。予曰：六脉虚微而数，无瘀可知，血脱益气，先圣成法，若谓人参补瘀，独不思血得寒则凝，反无后患耶？今神魂莫主，转侧昏晕，非峻用人参，何以固其元气之脱乎？遂进参一两，二服顿安，次与四君、保元、六味等间服，后以乌骨鸡丸调理而痊。（《张氏医通·卷五·诸血门·吐血》）

陆晦庵曰：昔余患吐血，暴涌如潮，七八日不已，吾吴诸名家，莫能救止。有云间沈四雅寓吴中，延请调治，慨然担当，求其定方，用人参三两，附子一两，肉桂一钱，举家惶惑，未敢轻用。越二日，其血益甚，更请诊视，求其改用稍缓之方。彼云：病势较前更剧，前方正欲改定，始克有济，更加人参至五两，附子至二两，亲戚见之愈惊。彼曰：喘呕脱血，数日不止，且头面烘热，下体厥冷，正阳欲脱亡之兆，命在呼吸，若今日不进，来日不可为矣。子侄辈恳其稍裁参、附，彼坚持不允，力谕放胆煎服，仆当坐候成功。亲友见予势急，且见其肯坐候进药，料可无虞，遂依方求服，彼欣出熟附二十余块授咀，面称二两，同人参五两，煎成入童便、地黄汁一大碗，调肉桂末冷服。服后少顷，下体至足微汗，便得熟睡，睡觉血止喘定，周身柔和，渐可转侧，因馈十二金，求其收功，不受；加至二十金始受。愈后，盛见垣先生见其一剂而效，心甚疑骇，询其居常无病时，恒服人参两许无间，今虽五两峻补，止煎数沸，其味未尽，犹可当之。至于血证，用附子二两，从古未闻，因密贴其制药者，云惯用附子汁收入甘草，其附已经煎过十余次，虽用二两，不抵未煎者二三钱，始知方士之术如此。（《张氏医通·卷五·诸血门·吐血》）

尹闵介眉甥媳，素禀气虚多痰，怀妊三月，因腊月举丧受寒，遂恶寒不食，呕逆清血，腹痛下坠，脉得弦细如丝，按之欲绝，与生料干姜人参半夏丸二服，不应，更与附子理中加苓、半、肉桂调理而康。门人问曰：尝闻桂、附、半夏，孕妇禁服，而此并行无碍，何也？曰：举世皆以黄芩、白术为安胎圣药，桂、附为陨胎峻剂，孰知反有安胎妙用哉！盖子气之安危，系乎母气之偏胜。若母气多火，得芩、连则安，得桂、附则危；母气多痰，得芩、半则安，得归、地则危；母气多寒，得桂、附则安，得芩、连则危。务在调其偏胜，适其寒温，世未有母气逆而胎得安者，亦未有母气安而胎反堕者。所以《金匮》有怀妊六七月，胎胀腹痛恶寒，少腹如扇，用附子汤温其脏者。然认证不果，不得妄行是法，一有差误，祸不旋踵，非比芩、术之误，犹可延引时日也。馆师吴百川子，年二十余，素有梦交之疾，十月间患伤寒，头疼足冷，医用发散消导，屡汗而昏热不除，反加喘逆。更一医，用麻黄重剂，头面大汗，喘促愈甚。或者以为邪热入里，主用芩、连；或者以为元气大虚，议用冬、地，争持未决，始求治于石顽。诊之六脉瞀瞀，按之欲绝，正阳欲脱亡之兆，急须参、附，庶可望其回阳。遂疏回阳返本汤，加童便以敛阳，一剂稍宁，三啜安卧。改用大剂独参汤加童便，调理数日，频与稀糜而安。（《张氏医通·卷一·中风门·中风》）

又治钱曙昭，久咳吐血，四五日不止，不时烘热面赤，或时成盆成碗，或时吐粉红色痰，至夜则发热自汗，一夕吐出一团，与鱼肠无异，杂于鲜血之中，薄暮骤涌不已，神气昏昏欲脱，灌童子小便亦不止。同道相商无策，因思瘀结之物既去，正宜峻补之时，遂猛进独参汤，稍定，缘脉数疾无力，略加肉桂、炮姜、童便少许，因势利导，以敛虚阳之逆。一夜中尽参二两，明晨其势稍定，血亦不来，而糜粥渐进，脉息渐和，改用六味丸作汤，调补真阴，半月而安。（《张氏医通·卷五·诸血门·衄血》）

第三节　咳　血

一、总论

色脉分析

肺脉微急，咳而唾血，脉或沉或浮，声不损者，易治。咳溲血，形肉脱，脉搏者死。（《张氏医通·卷四·诸气门下·咳嗽》）

劳嗽，即火郁嗽，因火伤迫，遂成郁遏胀满，一边不得眠者难治。咳嗽吐粉红痰，谓之吐白血，仅可绵延岁月；若血色正赤如朱，浓厚如漆，为守藏血，不治。（《张氏医通·卷四·诸气门下·

咳嗽》)

咳而吐痰，膺乳痛，当看痰色如何，若浓浊如脓，或带血丝而臭，当从肺痈例治之。(《张氏医通·卷四·诸气门下·咳嗽》)

《金匮》云：问曰：病咳逆，脉之何以知为肺痈？当有脓血，吐之则死。其脉何类？师曰：寸口脉微而数，微则为风，数则为热，微则汗出，数则恶寒。风中于卫，呼气不入，热过于营，吸而不出，风伤皮毛，热伤血脉。风舍于肺，其人则咳，口干喘满，咽燥不渴，多唾浊沫，时时振寒，热之所过，血为之凝滞，蓄结痈脓，吐如米粥，始萌可救，脓成则死。

肺痈之脉，既云滑数，此复云微数者，非脉之有不同也。滑数者已成之脉，微数者初起之因也。初起以左右三部脉微，知卫中于风而自汗；左右三部脉数，为营吸其热而畏寒。然风入卫，尚随呼气而出，不能深入，所伤者不过在于皮毛，以渐舍肺俞，而咳唾振寒。兹时从外入者，从外出之易易也，若夫热过于营，即随吸气深入不出而伤其血脉矣。卫中于风，得营中之热留恋，固结于肺叶之间，乃致血为凝滞，以渐结为痈脓，是则有形之败浊，必从泻肺之法而下驱之，安在始萌不救，听其脓成，而致肺叶腐败耶？(《张氏医通·卷四·诸气门下·肺痈》)

二、各论

1. 燥火乘肺

戴人云：肺为诸咳之门户，每为六气所乘。火乘肺者，咳喘上壅出血，甚者七窍血溢；燥乘肺者，气壅不利，百节内痛，头面汗出，寒热往来，皮肤干枯燥痒，大便秘，痰胶血腥。(《张氏医通·卷四·诸气门下·咳嗽》)

2. 肺体自燥，火逆火郁

咳血者，因咳嗽而见血，或干咳，或痰中见红丝血点一两口，气急喘促，此虽肺体自燥，亦为火逆，咳伤血膜而血随痰出也。其脉微弱平缓易治；弦数急实，气促声嘶，咽痛者不治。得此证者，若能静养，庶有生理，治宜六味丸加门冬、五味清金壮水为主，略兼阿胶、贝母、百合、款冬、紫菀润肺止咳之剂。血止后胃虚少食，气息不续者，劫劳散去半夏加紫菀茸，及琼玉膏调理之。（《张氏医通·卷五·诸血门·吐血》）

3. 暴嗽寒郁，肺气不通

若喘咳失血，声飒音哑，食少便泄之金破不鸣，岐彭不能图治也；其生姜治咳嗽声哑，惟暴嗽寒郁，肺气不通者为宜。（《张氏医通·卷四·诸气门下·咳嗽》）

4. 久嗽热伤肺气

若久嗽热伤肺气，壅嗽声重痰稠，或咳有血，以薄荷、生胡麻各一撮细嚼，煎苏子降气汤送下。（《张氏医通·卷四·诸气门下·咳嗽》）

久嗽之人，发散清肺俱不应，胸膈不利，咳唾脓血，坐卧不宁，语言不出者，将成肺痿之候也，紫菀散。（《张氏医通·卷四·诸气门下·咳嗽》）

5. 肺胃虚热

有便溺如常，饮食不妨而咳嗽不安；或兼血腥，年久不愈者，此肺胃虚热也，异功散加丹皮、山药。（《张氏医通·卷四·诸气门下·咳嗽》）

6. 气竭肝伤

气竭肝伤而咳嗽血腥者，四乌鲗骨一蘆茹丸。咳嗽咽痒，痰多唾血，喘急胁痛，不得安卧，改定紫菀茸汤。（《张氏医通·卷四·诸气门下·咳嗽》）

7. 肝血伤

若痰中微有少血，或血丝，此肝血伤也，补中益气去升麻，加白芍、丹皮。（《张氏医通·卷四·诸气门下·咳嗽》）

8. 脾中气滞

脾中气滞，而痰中有血者，加味归脾汤去木香、远志，加牡丹皮、砂仁。（《张氏医通·卷三·诸气门上·痰饮》）

9. 肝经血热

肝经血热，而痰中有血者，加味逍遥散去柴胡、煨姜，加童

便、藕汁。(《张氏医通·卷三·诸气门上·痰饮》)

10. 膈间蓄血

前后心胀，喉中有血腥气，气口脉涩，此膈间有蓄血也。试法，呷热姜汤作呃者，瘀血也，犀角地黄汤加童便、桃仁、大黄攻散之，或平胃合越鞠，加韭汁、童便消伐之。(《张氏医通·卷四·诸气门下·咳嗽》)

11. 火邪伤血

咳嗽，痰中见血而脉细者，此火邪伤血分也，归脾汤。(《张氏医通·卷四·诸气门下·咳嗽》)

12. 虚劳失血

妇人倒经，血溢于上，蒸热咳嗽不除，及男子精未充而御女，而成虚劳失血，并宜乌骨鸡丸、巽顺丸选用。(《张氏医通·卷五·诸血门·吐血》)

咳血久而成劳，或劳而咳血，肌肉消瘦，四肢倦怠，五心烦热，咽干颊赤，心中潮热，盗汗减食，异功散加阿胶，或四君子加黄芪、鳖甲、麦冬、五味。阴虚火动而咳血，或痰中有血星如珠者，生料六味丸加茜根、乌贼骨、童便。(《张氏医通·卷五·诸血门·吐血》)

咳血不止，至夜发热吐痰，或带血丝者，六味丸加蛤粉、童便，临卧服。(《张氏医通·卷五·诸血门·吐血》)

好色之人元气素弱，咳嗽不愈，喉中血腥，肠中隐痛，琼玉膏；不应，加减八味丸，久服乃效。(《张氏医通·卷四·诸气门下·咳嗽》)

劳嗽见血，有劳伤元气，内火妄动而伤肺者；亦有劳伤肾水，阴火上炎而伤肺者。有因过服天冬、生地黄等寒药，损伤脾胃，不能生肺气而不愈者；有因误服知、柏之类，损伤阳气，不能生阴精而不愈者。凡此皆脾肺亏损而肾水不足，以致虚火上炎真脏为患也。须用异功散加门冬、五味补脾土而生肺金，用六味丸滋肾水而生阴精，否则不救。有暴嗽，诸药不效，服生料鹿茸丸，即愈。此乃肾虚所致，不可以暴嗽而疑遽补之非。(《张氏医通·卷四·诸气

门下·咳嗽》）

经谓咯血者属肾……吾为大辟其局，则以健脾中之阳气为第一义。健脾之阳，一举有三善：一者脾中之阳气旺，而龙雷之火潜伏也；一者脾中之阳气旺，而胸中窒塞，如太空不留纤翳也；一者脾中之阳气旺，而饮食运化精微，复生其已竭之血也。今方书妄引久嗽成劳，痰中带血之阳证，不敢用健脾增咳为例，不思咯血即有咳嗽，不过气逆，气下则不咳矣，况原无咳嗽者乎。古方治龙雷之火，每用桂、附引火归原之法，然施之于暴血之证，可暂不可常。盖已亏之血，恐不能制其悍，而未动之血，恐不可滋之扰耳。此以崇土为先，土为厚则浊阴不升，而血患自息也。（《张氏医通·卷五·诸血门·吐血》）

肺痿咳嗽，痰中有红丝，盗汗发热，热过即冷，饮食减少者，劫劳散。虚劳肺痿失音，咳唾腥血稀痰，或面上生疮，人参蛤蚧散。丹方治肺痿，每日用人参细末一钱，入猪肺管内，砂锅中煮烂，加葱酒服效。（《张氏医通·卷四·诸气门下·肺痿　肺胀》）

13. 房劳伤肾

咯血者，不嗽而喉中咯出小块或血点是也。其证最重，而势甚微，常咯两三口即止。盖缘房劳伤肾，阴火载血而上。亦有兼痰而出者，肾虚水泛为痰也。阴虚多火，黑瘦之人，是忌犯此。初起宜紫菀、麦冬、茯苓、枣仁、山药、白芍、丹皮、童便，以清手足少阳厥阴诸经游散之火，后以六味丸加牛膝，滋补肾阴，以安其血，慎不可用攻血药也。（《张氏医通·卷五·诸血门·吐血》）

三、医案

石顽治牙行陶震涵子，伤劳咳嗽失血，势如泉涌，服生地汁、墨汁不止。余及门周子，用热童便二升而止，邀石顽诊之。脉得弦大而虚，自汗喘乏，至夜则烦扰不宁，与当归补血汤四帖而热除。时觉左胁刺痛，按之辘辘有声。此少年喜酒负气，尝与人斗狠所致。与泽术麋衔汤，加生藕汁调服，大便即下累累紫黑血块，数日乃尽。后与四乌贼骨一蘆茹为末，分四服。入黄牝鸡腹中煮啖，留

药蜜丸，尽剂而血不复来矣。（《张氏医通·卷二·诸伤门·劳倦》）

又治颜汝玉女，病虚羸寒热，腹痛里急，自汗喘嗽者三月余。屡更医药不愈，忽然吐血数口，前医转邀石顽同往诊。候其气口虚涩不调，左皆弦微，而尺微尤甚。令与黄芪建中加当归、细辛。前医曰：虚劳失血，曷不用滋阴降火，反行辛燥乎？余曰：不然。虚劳之成，未必皆本虚也，大抵多由误药所致，今病欲成劳，乘其根蒂未固，急以辛温之药提出阳分，庶几挽回前失。若仍用阴药，则阴愈亢而血愈逆上矣。从古治劳，莫若《金匮》诸法，如虚劳里急诸不足，用黄芪建中，原有所祖，即腹痛悸衄，亦不出此。更兼内补建中之制，加当归以和营血，细辛以利肺气，毋虑辛燥伤血也。遂与数帖，血止。次以桂枝人参汤数服，腹痛寒热顿除。后用六味丸，以枣仁易萸肉，或时间进保元、异功、当归补血之类，随证调理而安。余治虚劳，尝屏绝一切虚劳之药，使病气不致陷入阴分，深得《金匮》之力也。门人进问虚损之治，今人恒守肝只是有余，肾只是不足二语，咸以清热平肝为务，吾师每以扶脾益肝建功，其旨云何？石顽答曰：夫嗽虽言肺病，而实本之于胃。《内经·咳论》有云：其本在胃，颇关在肺，其义可见。至于平肝之说，关系匪轻。肝为生发之脏，主藏精血，精血内充，证脉俱无由见也。凡虚劳里急，亡血失精，烦热脉弦诸证，良由生气内乏，失其柔和而见乖戾，似乎邪热有余之象，是须甘温调补，以扶生发之气。审系阴亏，则壮水以制阳，阳虚则培土以厚载，使之荣茂而保其贞固，讵可复加削伐而损既病之胃气乎？（《张氏医通·卷二·诸伤门·劳倦》）

第四节　唾　血

一、医论

1. 过服寒凉

若过服寒凉，唾痰有血者，异功散加炮姜。（《张氏医通·卷三·诸气门上·痰饮》）

2. 酒色过度，燥热乘肺

酒色过度，虚劳少血，津液内耗，心火自炎，致令燥热乘肺，咯唾脓血，上气涎潮，其嗽连续不已，加以邪客皮毛，入伤于肺，而自背得之尤速，当与炙甘草汤，或黄芪建中加丹皮。盖丹皮辛香，调和营气，治无汗骨蒸，故阴虚人解表，以丹皮为向导。(《张氏医通·卷四·诸气门下·咳嗽》)

3. 痰热蕴结

肥盛酒客辈，痰中有血，滚痰丸搜涤之。咳唾脓血，咳即胸中隐隐痛，脉反滑数，或数实者，此为肺痈，更于本门求之。(《张氏医通·卷五·诸血门·吐血》)

4. 阴火

溃后唾脓血不止，葶苈薏苡泻肺汤随证加减。咳有微热烦满，胸中块垒甲错者，《千金》用合欢皮一味，日取掌大一块煎汤服。平昔劳心思虑多郁火人，唾臭痰鲜血，此属阴火，但与生料六味丸加麦冬、紫菀之类；若误投参、芪补气补火，臭痰转甚者，急宜上法加童便，服之自清。初起疑似未真，生大豆绞浆饮之，不觉腥气，便为真候。大抵声音清朗，脓痰稀泽，或间有鲜血，饮食知味，胸胁不疼，或咳则微痛，痛在右畔肺之长叶，而坐卧得宁，形色如常，便溺自调者可治。若溃后大热不止，时时恶寒，胸中隐痛，痛在左畔肺之短叶，此金气浅薄，溃后最难平复；而喘汗面赤，坐卧不安，饮食无味，脓痰腥秽不已者难治。(《张氏医通·卷四·诸气门下·肺痈》)

5. 阳邪陷阴

伤寒六七日，大下后，寸脉沉而迟，手足厥逆，下部脉不至，咽喉不利，唾脓血，泄痢不止者，为难治，麻黄升麻汤主之。此表里错杂之邪，虽为难治，非死证也。大下后寸脉沉而迟。明是阳邪陷阴之故，非阳气衰微可拟。手足厥逆者，胃气不布也；下部脉不至者，因泄利不止而阴津下脱也；咽喉不利，唾脓血者，阳邪搏阴上逆也。所以仲景特于阴中提出其阳，得汗出而错杂之邪尽解也。或问伤寒三阳证宜汗，而厥阴证中有麻黄升麻汤之例，其故何也？

详此证之始，原系冬温，以其有咽痛下利，故误认伤寒里证而下之，致泄利不止，脉变沉迟，证变厥逆，皆热邪内陷。种种危殆，赖真阴未离，犹能驱邪外行，而见咽喉不利，唾脓血，明系热邪返出，游溢少阴经脉之候，亦为木槁土燔，凌烁肺金之候。方中用麻黄、升麻，所以升陷内之热邪；桂枝、芍药、甘草、当归调其营卫，缘太阳少阴之邪，既以并归厥阴，故于桂枝汤三味中必加当归，以和阴血；葳蕤、天冬下通肾气，以滋上源，且葳蕤为治风温咽痛热咳之专药，本文虽不曰咳，而云咽喉不利，唾脓血，可知其必然大咳而脓血始应也；黄芩、芍药、甘草，治邪并于内之自利；知母、石膏、甘草，治热伏少阴之厥逆，其邪既伏于少阴，非知母则郁热不除，且热必由阳明而解，非石膏则腠理不开；其所以用干姜、白术、茯苓者，以其既经大下，非此不能保护中州耳。朱奉议以此汤裁去升、知、冬、芍、姜、术、桂、苓，加入葛根、羌活、川芎、杏仁、白薇、青木香，以治风温，总不出此范围也。（《伤寒缵论·厥阴篇》）

6. 肺气上逆

肺咳之状，咳则喘息有音，甚则唾血。（《张氏医通·卷四·诸气门下·咳嗽》）

7. 肝肾阴虚

肝肾阴虚，而痰中有血者，六味丸加乌鲗骨、茜根。（《张氏医通·卷三·诸气门上·痰饮》）

8. 脾不统血

平时津唾中有血如丝，或浮散者，此属思虑伤脾，脾虚不能统血也。有兼心、兼肾、兼胃之不同。兼心，加味归脾汤；兼肾，六味丸加五味子、肉桂；兼胃，四君子汤加黄芪、山药、粟米，名七珍散。食少痰清者，异功散加枇杷叶、白扁豆灰；胃中痰食不清吐血，加半夏、生姜，即白扁豆散。（《张氏医通·卷五·诸血门·吐血》）

9. 失治

（1）误汗伤津

咽喉干燥者不可发汗。其人胃家津液素亏，所以咽中干燥，若不慎而误发其汗，重夺津液，而成喉痹唾脓血也。此与咽中闭塞，似同而实异。此戒发汗以夺阳明之津，彼戒发汗以夺少阴之血也。（《伤寒缵论·太阳上篇》）

（2）误用辛散，损伤少阴；汗下太过，营卫受伤

复有风热认作风寒，误投辛散而伤少阴之经者，必先咳唾脓血，而后泄利。又有汗下太过，失于调养而成。此则营卫受伤，必先微寒数热而后咳嗽，凡此皆能致虚。（《伤寒兼证析义·虚劳兼伤寒论》）

二、医案

王惟一数年前虽有血证，而年壮力强，四月间忽患咳嗽，服发散药后，痰中见血数口，继服滋阴药过多，遂声飒而哑，时觉胸中气塞，迁延月余。乃兄勤中鼎中，邀余往诊。脉虽沉涩，而按之益力，举之应指，且体丰色泽，绝非阴虚之候，因论之曰：台翁之声哑，是金实不鸣，良非金破不鸣之比。因疏导痰汤加人中黄泽泻方，专一涤痰为务。四剂后，痰中见紫黑血数块，其声渐出，而飒未除。更以秋石兼人中黄，枣肉丸服，经月而声音清朗，始终未尝用清理肺气，调养营血药也。（《张氏医通·卷四·诸气门下·喑》）

石顽治刑部汤元洲，年八十二，而痰中见血，服诸宁嗽止血药不应，脉得气口扤大，两尺微紧，面色槁白，屡咳痰不得出，咳甚方有黄色结痰，此精、气、神三者并亏，兼伤于热，耗其津液，而咳动肺胃之血也。因其平时多火，不受温补，遂以六味丸合生脉散加葳蕤，煎膏服之，取金水相生，源流俱泽，而咳血自除，不必用痰血药也。（《张氏医通·卷五·诸血门·衄血》）

江右督学何涵斋媳，内翰范秋涛女，素常咳嗽不已，痰中间有血点，恒服童真丸不彻。秋涛殁后，哀痛迫切，咳逆倍常，而痰中杂见鲜血，因与瑞金丹四服，仍以童真丸、乌骨鸡丸调补而安。又治通政劳书绅太夫人，年五十余，素禀气虚多痰。数日来患风热咳逆，咳甚则厄厄欲吐，且宿有崩淋，近幸向安。法当先治其咳，因以桔梗汤加葳蕤、白薇、丹皮、橘皮、蜜煎生姜四剂撤其标证，次与六君子加葳蕤以安其胃气，继进乌骨鸡丸方疗其固疾。而夫人以

久不茹腥，不忍伤残物命，改用大温经汤加鹿茸、角鰓作丸，药虽异而功则一也。(《张氏医通·卷四·诸气门下·咳嗽》)

第五节 尿　血

一、总论

治则

1. 不可发汗

淋家不可发汗，发汗必便血。(《伤寒缵论·太阳上篇》)

淋家膀胱素伤，更汗则愈扰其血，故从溺而出也。(《伤寒缵论·太阳上篇》)

2. 用药严分虚实

淡秋石治血淋茎中热痛，降火最捷，但元气下陷，小便多者禁用。血淋服诸药不效，一味薏苡根捣汁服之。血淋每日用黄茧丝二两，煮汤饮之，七日必效，留丝煅灰存性，蜜丸服之，并主妇人血崩；又生鸡子黄，每日清晨沸汤调服二枚，其血自清。牛膝三两，煮成，入麝少许顿服，名地髓汤，此治血淋要剂，但淋久不止，元气下陷者，又为切禁；且虚人能损胃气，及崩淋下血不止者，皆不宜服，以其滑精故也。朴硝雪白者，治痛淋殊效，每服二钱；血淋，用冷水下；气淋，木通汤下；石淋，炒研用温水下。(《张氏医通·卷七·大小府门·淋》)

二、各论

1. 暑证下血

盖热伤气，则气消而脉虚弱，其证身热汗出而喘，烦渴多言，倦怠少气，或下血发黄生斑，甚者火热烁金，致金不能平木，搐搦不省人事。治暑之法，以去湿热、清心、利小便为主，气伤宜补真气为要。(《张氏医通·卷二·诸伤门·暑》)

2. 小肠实热

血淋者，虽主实主血而与小肠为表里，然须看血色分冷热。色鲜紫者，为小肠实热，小肠热甚而血渗胞中，与溲俱下，大剂生牛膝为主，兼车前、山栀、生地、紫菀、犀角、桃仁、芦根汁、生藕节汁。血虚而热，用生地黄三两，黄芩、阿胶各半两，柏叶少许，水煎服之，此《千金》法也。（《张氏医通·卷七·大小府门·淋》）

赤涩有血者，犀角地黄汤加木通。延久则身热躁闷，喘渴焦紫，或生痛破裂，或口疮咽肿，或内作脓血，变证不测，大抵未出之先，热甚而小便不利，恐欲起惊，导赤散微解之。初出不快，小便赤涩者，生圣散。（《张氏医通·卷十·婴儿门下·尿涩》）

3. 膀胱有热

诸淋因热客于脬，虚则频数，热则涩痛，气血兼热，血入胞中，则血随小便出而为血淋也。（《张氏医通·卷十一·妇人门下·产后》）

4. 瘀血停蓄

血淋者，若两尺脉沉弦而数，必有瘀血停蓄，犀角地黄汤加紫菀、牛膝。若琥珀、麝香、当归、川芎、萆薢、木通、白术、木香，香燥破血利水、耗气之类切禁。（《张氏医通·卷七·大小府门·淋》）

5. 膀胱血滞气不化

蒲灰散等三方，悉治膀胱血滞气不化而小便不利之证，蒲灰滑石者，蒲灰治瘀血，滑石利窍也。乱发滑石白鱼者，发灰消瘀血，白鱼去水气也。茯苓戎盐者，咸润走血，佐茯苓淡渗利小水，白术兼利腰脐间血也。三方亦有轻重，乱发为重，蒲灰次之，戎盐又次之。（《张氏医通·卷七·大小府门·淋》）

6. 肾阴亏损，下焦结热

诸淋所发，皆肾虚而膀胱生热也，水火不交，心肾气郁，遂使阴阳乖舛，清浊相干，蓄在下焦，故膀胱里急，膏血砂石，从水道出焉，于是有淋沥不断之状，甚者窒塞其间，令人闷绝。（《张氏医通·卷七·大小府门·淋》）

经云：胞移热于膀胱，则癃溺血。可知溺血之由，无不本诸热者。多欲之人，肾阴亏损，下焦结热，血随溺出，脉必洪数无力，治当壮水以制阳光，六味加生牛膝。溺血不止，牛膝一味煎膏，不时服之。（《张氏医通·卷五·诸血门·溲血》）

7. 肾与膀胱虚冷

血淋者，虽主实主血而与小肠为表里，然须看血色分冷热，若色瘀淡者，属肾与膀胱虚冷，生料六味丸加肉桂，芦根捣水煎，候冷服。（《张氏医通·卷七·大小府门·淋》）

8. 元神大虚而挟虚热

溲血日久，元神大虚而挟虚热，所下如砂石而色红，有如石淋之痛，神砂妙香散加泽泻、肉桂；病久滑脱者，去黄芪、山药、桔梗、木香，加飞龙骨、益智仁，即王荆公妙香散。（《张氏医通·卷五·诸血门·溲血》）

9. 气虚不摄

妇人尿血，或因膏粱炙煿，或因醉饱入房，或因饮食劳役，或因六淫七情，以致元气亏损，不能收摄归原。（《张氏医通·卷十·妇人门上·经候》）

有气虚不能摄血者，玉屑膏最妙，方用人参、黄芪等份为末，以白莱菔切片蜜炙，不时蘸末食之，岂非虚火宜补宜缓之意软？（《张氏医通·卷五·诸血门·溲血》）

10. 阴虚

溲血，先与导赤散加桂、苓作汤。若服药不效，此属阴虚，五苓散加胶、艾，下四味鹿茸丸。小便自利后有血数点者，五苓散加桃仁、赤芍。暴病脉滑实者，加大黄、滑石、甘草、延胡索下之。（《张氏医通·卷五·诸血门·溲血》）

老人溲血，多是阴虚，亦有过服助阳药而致者，多难治，惟大剂六味丸加紫菀茸作汤服之。（《张氏医通·卷五·诸血门·溲血》）

11. 女劳

夫男子精动，则一身之血俱动，以女劳而倾其精，血必继之，故因女劳而尿血者，其血尚行，犹易治也。（《张氏医通·卷九·杂门·黄瘅》）

第六节 便 血

一、总论

(一) 色脉分析

腹胀便血，其脉大，时绝者死。(《张氏医通·卷三·诸气门上·鼓胀》)

肠澼便血，身热则死，寒则生，肠澼为肠胃受病，不当更见表热，表热则内外俱困，阳无所依，故云热则死，寒则生耳。(《张氏医通·卷七·大小府门·痢》)

肠澼下脓血，脉悬绝则死，滑大者生。肠澼之属，身不热，脉不悬绝，滑大者生，弦涩者死，以脏期之。悬绝弦涩，皆气血殆尽之脉。(《张氏医通·卷七·大小府门·痢》)

肾脉小搏沉，为肠澼下血，血温身热者死。心肝澼亦下血，二脏同病者可治。其脉小沉涩，为肠澼，其身热者死，热见七日死。

肾脉小搏沉而乏阳和之气，且见血温身热，为真阴下脱，故死。心肝澼亦下血，即前外鼓沉及小缓之脉证，以脾为心之子，心为肝之子，故二脏同病者可治。若见脉小沉涩，为营血内竭，加以血温身热，不出七日必死也。

肾移热于脾，传为虚，肠澼，死，不可治。

土衰不能制水，先后天脾胃俱败也。

阴阳虚，肠澼，死。

阴虚则血温身热，阳虚则支冷不食。

泄而脱血，脉实，皆曰难治。(《张氏医通·卷七·大小府门·痢》)

心移病于小肠，则血凝涩而成赤痢，大小俱病，则赤白互下。(《张氏医通·卷七·大小府门·痢》)

凡痢下如鱼脑，或如猪肝，皆半死半生；下如尘腐色，大孔开如竹筒不收者，或如屋漏水，或纯下鲜血，及如赤豆汁，唇如朱红

者，皆不可治。(《张氏医通·卷七·大小府门·痢》)

石顽曰：肠澼之证，《内经》原有下血、下白沫、下脓血之异，推详脉证，大抵以白沫属寒，其脉应沉；脓血属热，脉应滑大。若见白沫而脉反浮，见脓血而脉反弦涩悬绝，为脉不应病，故皆主死。其扼要尤在身热则死，寒则生，为大关捩，以肠胃受病，不当更见表热，表热则外内俱困，将何所恃而与攻救邪，更详脏腑诸痢，咸以脉沉小为可治，血温身热主死。(《张氏医通·卷七·大小府门·痢》)

罗谦甫云：小儿下利色白，大都受寒，下利脓血，大都受热与食积。(《张氏医通·卷十一·婴儿门上·痢》)

（二）治则

1. 不论远近，但使归经

经言：大肠小肠皆属于胃。又云：阴络伤则血内溢，今因胃中寒邪，并伤阴络，致清阳失守，迫血下溢二肠，遂成本寒标热之患，因取白术附子汤之温胃助阳祛散阴络之寒，其间但去姜、枣之辛散，而加阿胶、地黄以固护阴血，其妙尤在黄芩佐地黄分解血室之标热；灶土领附子直温中土之本寒，使无格拒之虞。然必血色瘀晦不鲜者为宜，若紫赤浓厚光泽者，用之必殆，斯皆审证不明之误，岂立方之故欤？《千金》用续断止血汤，方用续断、当归、桂心、蒲黄、阿胶、甘草、干姜、生地黄八味，附此以备按证取用。(《《张氏医通·卷五·诸血门·诸见血证》)

下血先血后便，此近血也，赤小豆当归散主之。

此方在狐惑例中，治脉数无热微烦，默默但欲卧，汗出，初得之三四日，目赤如鸠眼，七八日目四眦黑，全是湿热伤血，菀化为脓之候。此先血后便，乃小肠热毒流于大肠，为火克金之象，故亦主此方。以赤小豆之清热利水为君，且浸令芽出以发越蕴积之毒，使丙丁之火，疾趋水道而降，佐以当归司统握之权，使血有所归，而不致于散漫也。《千金》用伏龙肝汤，即治先便后血之黄土汤中除去术、附，加干姜、牛膝、地榆、发灰，与《金匮》主治则有寒

热之殊，不可不辨。可见治血，但使归经，不必论其远近也。(《张氏医通·卷五·诸血门·诸见血证》)

2. 重视调气升提

治孕妇之后重，无问胎之大小，但脉见有余，则宜调气，脉见不足，便与升提，虽血痢亦宜阳药，一切滋腻血药，总无干预，以气有统血之功，则血无妄行之虑也。(《张氏医通·卷十·妇人门上·胎前》)

3. 审症求因，因势利导

即东垣之圣于脾胃者，犹言湿热之物，伤于中而下脓血，宜苦寒以疏利之。脓血稠黏，数至圊而不能便，脉洪大有力者下之，亦认定脓血为热，曷知血色鲜紫浓厚者，信乎属热，若瘀晦稀淡，或如玛瑙色者，为阳虚不能制阴而下。(《张氏医通·卷七·大小府门·痢》)

中本虚寒，而复攻其积，元气不愈竭乎，湿热伤血者，自宜调血。若过欲推荡，血不转伤乎，津亡作渴者，自宜止泄。若但与渗利，津不转耗乎。(《张氏医通·卷七·大小府门·痢》)

4. 在血分可调气和血

世俗治痢，只守清热破气攻积、凉血利水等法，虽朝夕更医，出入增减，不过如此。已濒于危，犹曰血色依然；腹痛未减，谁敢温补，死无后悔，伤哉！痢初起时，便见脓血者，宜调气和血，气分药必不可少。若但见白脓，宜调气消积，不可用血分药，引邪入于血分，必变脓血也。(《张氏医通·卷七·大小府门·痢》)

二、 各论

1. 肠风下血

肠风下血而脱，人参胃风汤。(《张氏医通·卷七·大小府门·脱肛》)

2. 湿毒下血

风入肠胃，纯下清血，或湿毒下血，胃风汤加枳壳、荆、防。(《张氏医通·卷七·大小府门·痢》)

小儿多因胎中受热，或乳母六淫七情厚味积热，或儿自食甘肥积热，或六淫外侵而成。粪前见血者，清胃散加槐米；粪后见血者，清胃散加犀角、连翘。（《张氏医通·卷十一·婴儿门上·便血》）

3. 痘后余毒未尽

如痘色紫赤，口躁咽干，小水短涩，痢下鲜赤，此风能动血也，三奇散、四苓散参用。（《张氏医通·卷十二·婴儿门下·痢》）

若至二七内外而泻痢脓血，为余毒未尽，热移大肠，兼之湿热相并，红白交作，四苓散加芩、连、山楂、木通、连翘。大抵痘后利脓血，为五液注下，最危之兆，若以痢治而峻用苦寒，不旋踵而告变矣。（《张氏医通·卷十二·婴儿门下·痢》）

有痘疮收靥后，忽然下痢脓血者，此毒气流入大肠，须二三日间，听其下尽。然后清热利小便，再后补脾健胃，不可用止涩之剂。若大便秘结，毒盛血枯也，消毒饮加生地黄、麻仁、杏仁以润之；因多服热药燥结者，消毒饮加麻仁、芍药、山栀。（《张氏医通·卷十二·婴儿门下·余毒》）

4. 毒火刑金，流注大肠

有毒盛壅炽，肺金受制，流注大肠而便血者，四物汤换生地加芩、连。若下血不止，昏睡不醒者危。（《张氏医通·卷十二·婴儿门下·汗出》）

5. 热邪内亢

麻疹，若手足不热而反厥冷，喜饮热汤，此为热邪内亢，后必下血，咽喉作痛，痰鸣而死，即与白虎汤，多不可救。痢麻之作痢，为热邪内陷，在正没或没后而痢下色白者，黄芩汤加防风、枳壳。下脓血者，白头翁汤去黄柏加防风。（《张氏医通·卷十二·婴儿门下·例治》）

6. 内外合邪

病患无表里证，发热七八日，虽脉浮数者，可下之。假令已下，脉数不解，令热则消谷善饥，至六七日不大便者，有瘀血，宜抵当汤。若脉数不解，而下不止，必协热便脓血也。（《伤寒缵论·

阳明下篇》)

病虽七八日，尚发热，脉浮数，仍属太阳表证，因误下引邪入内，所以脉数不解，内外合邪，而见消谷善食。谷入既多，反至六七日不大便，且不烦渴，是知其证非气结，而为血结，以其表证误下，尚兼太阳随经之热未尽，故以抵当为至当也。若脉数不解而下利不止，乃对假令已下，脉数不解五句之文。见已下，脉数不解，六七日不大便，则宜抵当；若下利不止，又当随其下血不下血而异治。倘血分之热邪不除，必协热而便脓血也。详此条系仲景揣度庸工之设辞，意谓治病无问表里证，但发热至七八日，虽脉浮数意谓皆可下之，谓其日数即久，邪气已入于腑，可下而已，非实谓此证有可下也。仲景立法之至圣，断无脉浮发热，表证表脉，而教人可下之理。《尚论》以为七八日为时既久，势不得不用下法，殊觉昧昧。(《伤寒缵论·阳明下篇》)

7. 冷热不调

初利脓血稠黏，势甚宜下者，一味大黄，酒蒸为丸。赤多，用温酒下百丸；白多，用淡姜汤下七十丸，以夺其势，然后调理则易愈。冷热不调，下利赤白，兼冷食食积者，连理汤加枳实、砂仁。(《张氏医通·卷七·大小府门·痢》)

8. 热邪搏结于阴分

下利，寸脉反浮数，尺中自涩者，必清脓血。下利为阴邪，浮数为阳脉，若阴尽复阳，则尺脉自和，今尺中自涩，乃热邪搏结于阴分，虽寸口得阳脉，究竟阴邪必走下窍而便脓血也。此条与上条厥呕，胸胁烦满者，虽有轻重之殊，而治法不异，并宜白头翁汤。脓血止，芍药甘草汤。(《伤寒缵论·厥阴篇》)

9. 热毒蕴积血分

治法咸用百合为君，以安心补神，能去血中之热，利大小便，导涤瘀积，然必鲜者，始克有济。若汗之而失者，佐知母以调其上焦之津液。下之而失者，佐滑石、代赭以理其下焦之痹结。吐之而失者，佐鸡子黄以补其中焦之荣血。若不经吐、下、发汗，但佐生地黄汁以凉血，血凉则热毒解而蕴积自行，故大便出如黑漆矣。

（《张氏医通·卷六·瘈疭门·百合》）

10. 伤寒热邪在里

伤寒，发热无汗，而利必自止，若不止，必便脓血，便脓血者，其喉不痹。先厥后热，下利止，其病为欲愈矣。乃反汗出，咽中痛，是邪热扶痰湿上攻，而为喉痹也。

然既发热，以无汗而邪亦外出，所以利必自止。若不止，则无汗，明系邪不外出，仍在于里，必至便脓血也。便脓血者，其喉不痹，见热邪在里，即不复在表，在下即不复在上也。喉痹者，桔梗汤；便脓血者，白头翁汤。（《伤寒缵论·厥阴篇》）

伤寒，发热四日，厥反三日，复热四日，厥少热多，其病当愈。四日至七日，热不除者，其后必便脓血。伤寒，厥四日，热反三日，复厥五日，其病为进，寒多热少，阳气退，故为进也。太阳以恶寒发热为病进，恐其邪气传里也，厥阴以厥少热多为病退，喜其阴尽复阳也。然热气有余，又为内外痈脓便血之兆矣。（《伤寒缵论·厥阴篇》）

11. 少阴病，便脓血

少阴病，二三日至四五日，腹痛，小便不利，下利不止，便脓血者，桃花汤主之。

腹痛，小便不利，少阴热邪也，而下利不止便脓血，则下焦滑脱矣。滑脱即不可用寒药，故取干姜、石脂之辛涩以散邪固脱，而加粳米之甘以益中虚。盖治下必先固中，中气不下坠，则滑脱无源而自止，此从治之法也。成注及《内台》方，谓其用干姜而曰里寒，谬矣。（《伤寒缵论·少阴下篇》）

先下利，而后便脓血，则用桃花汤；若不下利，而但便脓血，则可刺经穴以散其热。今不用刺法，当从事白头翁汤。设更兼咽干，心烦不得卧，又须黄连阿胶汤为合法耳。（《伤寒缵论·少阴下篇》）

12. 中焦虚寒

血痢初起，腹痛迸迫，或脉数大，身有微热者，先与小建中汤和之，中有肉桂，伐肝和营最捷。脓血稠黏，势甚不可遏者，黄芩、芍药、延胡索、木香、砂仁；腹痛，少加肉桂以和之；血积稠厚，可用黄连；若略见少血，或稀淡者，不可便用苦寒，戕犯胃气，为害不浅也。(《张氏医通·卷七·大小府门·痢》)

凡血色紫黯，屡服凉药，而所下愈多，作冷痢治，故血色如猪肝，如紫草，如苋菜汁者，非炮姜不治，理中汤去参，加肉桂、木香、肉果、乌梅。(《张氏医通·卷七·大小府门·痢》)

13. 心脾伏热

纯下血而色鲜浓厚者，此心脾伏热也，大黄黄连泻心汤。有食积，枳术丸加厚朴、黄连、木香、延胡索。赤痢初起，宜加延胡，最散血积。小儿八岁已内者，作食积治。(《张氏医通·卷七·大小府门·痢》)

14. 胃虚而寒热错杂

下利干呕者，胃虚而寒热错杂也，《外台》黄芩汤。先前白利，后变脓血者，戊己丸；先前白利，后变鲜血者，四物汤去地黄，加炮姜、炙甘草、木香；先前脓血，后变赤白青黑，腹痛倍常者，驻车丸；先前脓血，后变白沫白脓者，补中益气加炮姜、赤石脂。(《张氏医通·卷七·大小府门·痢》)

15. 木旺乘土，脾不统血

经曰：诸风掉眩，皆属于肝。肝属木，木得风则摇动，乃肝经火盛而生虚风也。便血者，风木摇动，则土受凌虐而不能统血也。(《张氏医通·卷十一·婴儿门上·摇头便血》)

16. 湿热伤脾，脾不统血

嗜酒之人，病腹胀如斗，前后溲便俱有血，用利药转加，其脉数而涩，此得之湿热伤脾阴，不能统血，胃虽受谷，脾不输运，故成痞胀。当理脾气，祛湿热，兼养血之剂，如枳实、黄连、炮姜、半夏、茯苓、当归、芍药、阿胶、乌梅、砂仁之类。白芍、乌梅收脾阴，黄连、枳实泻胀满，归、胶补营血，苓、半去涎饮，砂仁醒脾气也。(《张氏医通·卷三·诸气门上·腹满》)

17. 阴虚

凡见痢下五色，脓血稠黏，滑泄无度，发热烦渴，脐下急痛，至夜转剧而恶食，或下鲜血者，便属阴虚，急宜救热存阴为主，如驻车丸、阿胶丸、归连丸、阿胶梅连丸、《千金》黄连汤、黄连阿胶汤、白头翁加甘草阿胶汤等方选用。（《张氏医通·卷七·大小府门·痢》）

血属阴，阴伤则受热居多，然多有气伤阳不统阴之血，又不得不从事于辛温也，故治血痢，尤当以色之显晦，验其虚实寒热，此义前人未发也。故凡积之瘀晦不鲜，清稀不稠者，皆系虚寒之候，即前所云阳不统阴之血，急投人参、姜、艾，庶或保全，倘不审而误饵芩、连，是速其毙也。（《张氏医通·卷十·妇人门上·胎前》）

18. 亡阳血脱

脓血过多，烦躁不安，乃亡阳也，急用独参汤尤当。脓血多而热者，阳无所附也，十全大补汤。烦躁者，血脱也，当归补血汤（《张氏医通·卷九·溃疡门·痈疽》）

19. 脓血下滞

若见脓血下滞，须详血色之鲜晦，鲜者则宜连理汤之姜、连并进以和其中，晦者则宜理中汤稍加桂、附以温其下。赤白兼下如玛瑙色者，亦宜上法。倘数服不应，又当补中益气加辛温之品兼升举其阳。若下痢清血，则加茜根、乌鲗骨、乌梅、白芍。苟非夏秋湿热下注，则黄连、厚朴、枳壳、槟榔、泽泻等药，皆为戈戟也。（《张氏医通·卷九·溃疡门·痈疽》）

20. 瘀血在里

若瘀血在里，面黄烦躁，小便利，大便黑，犀角地黄汤加穿山甲。（《张氏医通·卷十二·婴儿门下·腹痛》）

若大便黑小便利，面黄小腹胀，喘急而渴者，内有瘀血，犀角地黄汤加归尾、桃仁、红花、穿山甲。（《张氏医通·卷十二·婴儿门下·发渴》）

21. 妊娠血痢

临产下痢，产后脓血无度，更兼感冒客邪，而发热头痛，此血液大脱，胃气逮尽，非但难胜药力，即益母汤亦伤胃难用，惟借《金匮》黄土汤之法，令以伏龙肝、炒黑楂肉、炒焦砂糖、炒焦陈米，入姜、枣，煎成不时热服，取枯以去垢，而有温中止痢之功，姜、枣以和营散邪。三日热退痢减，果进糜饮，七日而痢全瘳矣！郑墨林夫人，亦临产下痢，用连理汤加木香二服而止。止后即产，产后呕吐大汗，以抵圣散去赤芍加炮姜、黄连而康。以上等治，未尝不用汗下，不用寒凉，而暴病势紧，不得不猛治者，下手稍软，去生便远。其病久气衰者，非但不可峻攻，峻补亦是不可，必缓剂轻调，以候胃气之复，务在临症权宜，若拘世俗之见而禁汗下，专事血药以治胎产之疾，我未敢信以为然。（《伤寒兼证析义·胎产兼伤寒论》）

连理汤合《千金》三物胶艾汤，治妊娠少腹疼重，瘀晦不鲜，或间有鲜血之痢；驻车丸治妊娠发热后重，阴虚畏食之血痢；白头翁加甘草阿胶汤，治妊娠热毒内攻，噤口不食，腹胀后重，脓血稠黏之痢；《千金》胶艾榴皮汤治妊娠脓血清稀。（《张氏医通·卷十·妇人门上·胎前》）

三、医案

石顽疗吴江邑侯华野郭公，仲秋喘嗽气逆。诊之两尺左关弦数，两寸右关涩数。弦者肾之虚，涩者肺之燥，夏暑内伏肺络，遇秋燥收之令，而发为咳嗽也。诊后公详述病情，言每岁交秋则咳，连发四载，屡咳痰不得出则喘，至夜坐不得卧，咳剧则大便枯燥有血。先曾服令高徒施元倩越婢汤，嗽即稍可，数日间堂事劳心，复咳如前。时元倩归苕，松陵诸医，治之罔效，因求洞垣之鉴，起我沉疴。答曰：公本东鲁，肾气素强，因水亏火旺，阴火上烁肺金，金燥不能生水，所以至秋则咳。咳剧则便燥有血，肺移热于大肠之明验也。合用《千金》麦门冬汤，除去半夏、生姜之辛燥，易以葳蕤、白蜜之甘润，借麻黄以鼓舞麦冬、生地之力，与越婢汤中麻黄、石膏分解互结之燥热同一义也。郭公曰：松陵诸医，咸诋麻黄为发汗之重剂，不可轻试，仅用杏仁、苏子、甘、桔、前胡等药，服之其咳转甚何也？答言：麻黄虽云主表，今在麦门冬汤中，不过借以开发肺气，原非发汗之谓。麻黄在大青龙汤、麻黄汤、麻杏甘石汤方，其力便峻，以其中皆有杏仁也。杏仁虽举世视为治嗽之通药，不问虚实浑用。然辛温走肺，最不纯良，耗气动血莫此为甚。熬黑入大陷胸丸，佐甘遂等搜逐结垢，性味可知。公首肯以为然。连进二剂，是夜便得安寝，次早复诊，其脉之弦虽未退，而按之稍软，气口则虚濡乏力，因与六味、生脉，加葳蕤、白蜜作汤四服，其嗽顿减。郭公复云：向闻元倩有言，六味、八味丸中，不可杂用参、术，而先生居之不疑，用之辄应，其义云何？答曰：六味为填补真阴药，与人参同用，原非正理。此兼麦冬、五味，缘合肺肾金水相生，当无留中恋膈之虑。善后之策，即以此方制丸，三时恒服不彻，至秋庶无复嗽之虞。先是公子柔痉，予用桂枝汤及六味作汤，咸加蝎尾，服之而瘥。其后夫人素有败痰失道，左右两胁俱有结块，大如覆杯，发则咳嗽喘逆，腹胁掣痛，六脉止促而按之少力，余用六君子加胆星、枳实、香附、沉香二剂服之，大吐稠痰结垢一二升。因呕势太甚，甲夜渡湖速往，黎明至署候之，呕止嗽宁，脉息调匀，不必更进他药矣。（《张氏医通·卷四·诸气门下·咳嗽》）

第七节　妇人下血

一、总论

（一）色脉分析

1. 血色分析

血崩甚而腹痛，人多疑恶血未尽，及见血色瘀晦，愈信恶血之说，不敢便止。大凡血之为患，欲出未出之际，停在腹中，即成瘀色，未必尽为瘀热，又曷知瘀之不为虚冷乎？若必待瘀血净后止之，恐并其人而不存矣。且腹痛更有说，积而腹痛，血通则痛止，崩而腹痛，血住则痛止。（《张氏医通·卷十·妇人门上·经候》）

2. 脉象分析

阴虚阳搏谓之崩。言尺内虚大弦数，皆内崩而血下。（《诊宗三

昧·妇人》）

半产漏下，宜细小流连，忌急实断绝不匀；临产宜滑数离经，忌虚迟弦细短涩；产后宜沉小微弱，忌急实洪数不调；新产伤阴，出血不止，尺脉不能上关者死；新产中风热病，脉宜浮弱和缓，忌小急悬绝，崩漏不止；脉宜细小芤迟，忌虚涩数实；新产中风热病，脉宜浮弱和缓，忌小急悬绝；崩漏不止，脉宜细小芤迟，忌虚涩数实。凡诊妇人室女伤寒热病，须问经事若何。产后须问恶露多少，及少腹中有无结块，此大法也。（《诊宗三昧·妇人》）

（二）预后判断

漏下赤白，日下血数升，脉急疾者死，迟者生。漏下赤白不止，脉小虚滑者生，数盛者死，漏下脉弦劲者死。涩涩不调，按之不来者死。下血脉虚者、脉浮者，俱不治。然峻实其下，亦有得生者。寸口脉迟，为寒在上焦，则吐血衄血；尺脉微迟，为寒在下焦，则崩血便血。大抵数小为顺，洪大为逆。（《张氏医通·卷十·妇人门上·经候》）

二、各论

（一）妊娠出血

尝见妊娠下血，胎虽不坠，其气血亦亏，多致逾年不产，或十四五月而产者，俱是血不足，胚胎难长故耳。（《张氏医通·卷十·妇人门上·胎前》）

《千金》云：妊娠血下不止，名曰漏胞，血尽则死，宜服干姜地黄散。气虚乏力少食者，宜益气固胎，切勿泛用养血之剂，四君子去茯苓加胶、艾、芎、归、黄芪、砂仁。若漏血腹痛者，芎、归、人参、阿胶、大枣煎服；若因郁怒发热内热，加味逍遥散；若血虚至夜发热，当归补血汤；劳动脾火，加味归脾汤；若因房事下血过多作痛，八珍汤加胶、艾；脾胃虚陷，补中益气倍升、柴；风热，加防风、黄芩。亦有瘀血凝滞，不能转运而下者，气血先伤，后必难产，宜服紫苏饮。（《张氏医通·卷十·妇人门上·胎前》）

若未足月，痛而欲产，八珍去茯苓、熟地，加胶、艾、芪、草；若胎下而血不止，参、芪、术、草、胶、艾、归、芍之类。
(《张氏医通·卷十·妇人门上·胎前》)

师曰：妇人有漏下者；有半产后，因续下血，都不绝者；有妊娠下血者，假令妊娠腹中痛，为胞阻，胶艾汤主之。(《张氏医通·卷十·妇人门上·胎前》)

临月胞水不破，血先下者，此是伤胎，非产也，大剂保元汤加当归、童便，最为得力。因临产行动，已伤其胎，而发热者多危，紫苏饮倍人参。

临蓐胞水恶露破尽，致儿干阁艰涩，达生散去术倍人参。若胞衣破久，其血已涸，元气困惫，急用上好人参两许，当归二钱煎饮，尽则再煎，助其气血，最为得力。(《张氏医通·卷十·妇人门上·临蓐》)

(石顽参补) 妊娠胎息不安，用茯苓、芍药护持阴血，此正治也；少腹如扇，桂心茯苓丸则兼桂心以治宿有癥病，胎动下血，始知桂、附反有固胎之用。是皆病证之变端，不能守寻常绳墨也。然必察其生气未艾，方可特出奇兵以击之，若脉证俱殆，慎勿贪功以招烁金之谤也。(《张氏医通·卷十六·附张介宾八略总论·兼略》)

(二) 产后下血不尽

产后下血不尽，腹内坚痛不可忍者，甘草、干姜、当归、芍药、桂心、桃仁、山楂煎服。产后少腹作痛，俗名儿枕块，古法用失笑散及四物加莪术、山楂。产后崩中去血，赤白相兼，或如豆汁，《千金》伏龙肝汤，能温脾胃，凉肝血，其效如神。若恶露既去而仍痛，四神散调补之。小腹痛当视去血多少，如败血凝滞，有块而痛者，醋煎散；无块者，四乌汤。须看人虚实酌用。(《张氏医通·卷十一·妇人门下·产后》)

孕妇服安胎药过多，或正产，或半产后，经一两月，恶露未净，此非败血之比，宜导气行血。(《张氏医通·卷十一·妇人门下·产后》)

产后血崩，因经脉未复，而劳碌恼怒，或犯房事，多成此候。(《张氏医通·卷十一·妇人门下·产后》)

妇人产后去血过多，及发汗利小便，病后血气未复，虚劳骨蒸，皆能作秘，惟当益气补水养血，不可用硝、黄利药，巴豆、牵牛，尤在所禁。(《张氏医通·卷七·大小府门·大便不通》)

（三）月经不调

1. 风入胞门，化火伤血

风入胞门，忽时崩下鲜血者，一味防风丸、《金匮》旋覆花汤送下。(《张氏医通·卷十·妇人门上·经候》)

问：郭孝闻之室血崩，闻用金铃子而愈，何也？曰：孝闻夫人暑月经行时，凉卧风中，先患淋沥，加以恼怒跌哭，遂崩脱不止，小腹中如线一条，贯心掣痛，常发热头疼，遍体烦疼。服止血诸药不应，而进参、芪，忽然忽昏聩不省，崩脱愈甚，深夜急遽邀往。脉得弦大而芤，独左寸丸滑，知冲任二脉受病，明是风入胞门所致，久之风从火化，血愈伤而火愈炽，非旋覆花汤、金铃子散兼进，不能清其风热，降其逆气也。况此症多有火淫血室，湿结子户，及郁结伤脾，怒动肝火，恐惊失跌，种种不同，若用通套升发补敛之药，乌能获效哉？(《伤寒兼证析义·亡血家兼伤寒论》)

2. 毒火内炽，逼血妄行

若非经行之期，于发热时而经忽至者，此毒火内炽，逼血妄行，必疮多毒盛，急以犀角地黄汤加紫草、蝉蜕、牛蒡、连翘，使热清毒解，痘出经止，方无变患，迟则内虚疮陷矣。(《张氏医通·卷十二·婴儿门下·妇人》)

3. 血海虚寒，外乘风冷

经候不调，血气成块，崩中下漏者，此是血海虚寒，外乘风冷，搏结不散，醋煎散加麝香。血虚气损，或凝积块，七癥八瘕，上则气逆呕吐，下则泄下五色，《金匮》温经汤加姜、桂，以艾煎酒温服。

4. 风热入肝经

风热入肝经，崩下发热，手心灼热者，一味子芩丸，小建中汤送下。崩漏淋沥，冲任衰弱，脏腑虚冷故也，《千金》茯苓补心汤。如小腹急痛，兼下赤白带者，艾煎丸。(《张氏医通·卷十·妇人门

上·经候》)

5. 血分有热

先期而至, 血分有热者, 四物汤加白术、茯苓、柴胡、丹皮。(《张氏医通·卷十·妇人门上·经候》)

6. 劳役火动

先期而至, 劳役火动者, 补中益气汤。(《张氏医通·卷十·妇人门上·经候》)

7. 血热沸腾

暴崩下血不止者, 乃血不归经, 阴血随阳盛之势, 妄行下漏也。身热不痛者, 逍遥散加熟地、川芎, 不应, 此血热沸腾也, 四物加芩、连、肉桂。(《张氏医通·卷十·妇人门上·经候》)

8. 外实内虚

《千金》治崩淋带下, 五崩热病下血, 寒热下血, 经行犯房室下血, 经来举重伤任脉下血, 产后脏开经利下血, 外实内虚之病, 用小牛角䚡散。若崩中去血不断, 本方去禹余粮、干姜、乌鲗骨、龙骨、赤小豆, 加甘草、地榆、小蓟根、丹参、干地黄、川芎、赤石脂、龟甲、柏子仁, 名角䚡鹿茸散。(《张氏医通·卷十·妇人门上·经候》)

9. 伤于房事

妇人血既满而失合, 男子精未充而思室, 多成是证。妇人则经闭血溢, 男子则亡血失精, 并宜巽顺丸, 专调冲任, 兼散瘀血。瘀血散, 后更与乌骨鸡丸调补之。若误用苦寒凉血药, 致脾胃滑脱者, 不治。(《张氏医通·卷二·诸伤门·虚损》)

10. 劳伤气血

妇人劳伤气血, 冲任虚损, 月水过多, 淋漓不断; 或过期不来, 崩中下血; 或白带白淋, 四物汤加丁香、胶、艾; 若曾伤胎, 瘀血停留, 小腹急痛, 五心烦热者, 大温经汤; 月水不调, 阴虚潮热, 或寒热如疟, 盗汗痰嗽, 渐成骨蒸者, 血热相搏也, 加味逍遥散。(《张氏医通·卷十·妇人门上·经候》)

11. 阴伤血溢

病至则先闻腥臊臭，出清液，先唾血，四肢清，目眩，时时前后血，病名血枯。此得之年少时，有所大脱血，若醉入房中，气竭肝伤，故月事衰少不来也。治之以四乌鲗骨一藘茹，二物并合之。丸以雀卵，大如小豆，以五丸为后饭，饮以鲍鱼汁，利肠中，及伤肝也。

此段经文，全重在"气竭肝伤"四字，为通节之纲旨。胸胁，肝部也；支满，肝病也；妨于食，木邪凌土也，病则先闻腥臊臭。脾喜芳香，今脾土为木邪凌虐，病则先闻腥臊，臊乃肝之旺气也。出清液，脾虚不能敷化水精也。先唾血，脾伤不能统运营血也。四肢清，阳衰不能傍达四末也。目眩，阳不充而水上溢于经也。前后血，阴受伤而血内溢于络也。血枯，内有干血，血不归经而结胞门也。良由年少不禁，气竭肝伤，而致月事衰少，或不来也。（《张氏医通·卷十·妇人门上·经候》）

12. 脾经郁滞

（先期而至者）脾经郁滞者，归脾汤。（《张氏医通·卷十·妇人门上·经候》）

崩漏，脾经郁火者，归脾汤加山栀。（《张氏医通·卷十·妇人门上·经候》）

13. 肝经血热

崩漏，肝经怒火者，小柴胡加山栀、芍药、丹皮。（《张氏医通·卷十·妇人门上·经候》）

先期而至，肝经怒火者，小柴胡加生地。（《张氏医通·卷十·妇人门上·经候》）

崩漏，肝经血热者，四物汤加柴胡、山栀、丹皮（《张氏医通·卷十·妇人门上·经候》）

14. 脾经血虚

过期而至者，脾经血虚者，十全大补汤。（《张氏医通·卷十·妇人门上·经候》）

经水淡红色者，血虚也，其来必皆不准，色淡者，增损四物汤。（《张氏医通·卷十·妇人门上·经候》）

15. 肝经血少

过期而至者，肝经血少者，六味丸。（《张氏医通·卷十·妇人门上·经候》）

16. 脾胃虚弱

妇人经水先断，后至四肢浮肿，小便不通，通身皆肿，此血化为水，名曰血分。此病乃七情乖违，脾胃亏损，不能统摄而成，最为难治。日用归脾汤下椒仁丸一丸，药虽峻厉，数日当效；畏而不用，有养病害身之患。若先小便不利，后至身面浮肿，经水不通者，血为水败也，名曰水分，用归脾汤送葶苈丸七丸。其经脉不通而化为水，流走四肢，悉皆肿满者，亦曰血分。其证与水肿相类，而实非水也，归脾汤送人参丸十五丸。皆形气不足，邪淫隧道，必用此药以宣导其邪，佐以调补元气，庶药力有所仗而行，则邪自不能容，而真气亦不致于独伤矣。（《张氏医通·卷三·诸气门上·水肿》）

崩漏，脾胃虚弱者，六君子加芎、归、柴胡。（《张氏医通·卷十·妇人门上·经候》）

崩漏，脾胃虚陷者，补中益气加酒炒白芍。（《张氏医通·卷十·妇人门上·经候》）

17. 气虚血弱

过期而至，气虚血弱者，八珍汤。（《张氏医通·卷十·妇人门上·经候》）

年老无病，而月水如期不断者，气血有余也；若反多，或一月两至者，气虚不能统血，欲成崩淋也。既绝复来者，气病也，或伤损，或瘀血，皆以胁腹急痛为辨，并宜四乌汤用赤芍。若其势可止，宜大剂八物汤；能食者，加芩、连；不能食者，加炮姜止之。服药得效者，十有二三，虚甚者，多不能效。（《张氏医通·卷十·妇人门上·经候》）

若下血过多，血气不足，四肢倦怠乏力，增损四物汤。有去血虽多，间有崩漏水下，时有鲜血者，四物加丁香、胶、艾、香附、丹皮。失血血崩白淋及经事来多者，四物加参、芪、胶、艾、椿根皮。去血过多，虚劳发热有痰者，补中益气加苓、半；有热，少加芩、连；腹痛，加乌药、桂心；口干，去升麻加煨葛根。(《张氏医通·卷十·妇人门上·经候》)

崩漏过多，服补泻药皆不效者，用黄牛角䚡煅存性，空心酒服二三钱，虚寒血色稀淡者，同鹿茸煅服尤效。盖牛属坤土益脾，角䚡走肝主血。《神农本经》云：下闭血瘀血，补女人带下血崩，燔之酒服。宗奭曰：烧灰主妇人血崩，大便下血，血痢虚人，独参、保元皆可送下，此血脱益气之良法也。(《张氏医通·卷十·妇人门上·经候》)

三、医案

国学郑墨林夫人，素有便红，怀妊七月。正肺气养胎时，而患冬温咳嗽，咽痛如刺，下血如崩，脉较平时反觉小弱而数，此热伤手太阴血分也。与黄连阿胶汤二剂，血止。后去黄连加葳蕤、桔梗、人中黄，四剂而安。(《张氏医通·卷二·诸伤门·伤寒》)

内翰缪钧间尊大人子长老先生……如夫人久患崩淋，遍服诸血药罔效，以补中益气加制香附、乌梅，升举其阳兼调其气，所谓病在下取之上，端不出古圣之成则耳。(《张氏医通·卷三·诸气门上·郁》)

石顽治太史钱宫声媳，去秋疟久大虚，饮食大减，经水不调，季冬略行一度，今春时发寒热，腹满不食，服宽胀利水药不应，拟进破血通经之剂，邀石顽相商。其脉左寸厥厥动摇，上关与两尺虽微弦，而重按久按，却滑实流利。惟右寸左关虚濡而数，寻之涩涩少力。此阴中伏阳之象，洵为胎脉无疑，良由中气虚乏，不能转运其胎，故尔作胀。前医曰：自结缡迄今，距十二载，从来未曾受孕。病后元气大虚，安有怀娠之理？石顽曰：向之不孕，必有其故，今病后余热留于血室，因而得妊，亦恒有之。细推病机，每粥食到口，辄欲作呕，惟向晚寒热之际，得热饮入胃，其寒热顿减，岂非胃气虚寒，水精不能四布，留积而为涎液，汪洋心下乎？俗名恶阻是也。其腹满便难之虚实，尤须明辨。《金匮》有云：趺阳脉微弦，法当腹满，不满必便难，乃虚寒从下上也，当以温药服之。况大便之后，每加胀急，以里气下通，浊阴乘机上扰，与得下暂时宽快迥殊。其治虽当安胎为主，但浊阴之气，非借辛温不能开导其结。遂疏四君子汤，益入归、芍以收营血之散，稍借肉桂为浊阴之向导，使母气得温中健运之力，胎息无浊阴侵犯之虞。桂不伤胎，庞安常先有明试，余尝屡验之矣，服后寒热渐止，腹胀渐宽，饮食渐进，胎息亦渐形著而运动于脐上。至仲夏，因起居不慎，而胎漏下血，前医犹认石瘕而进破积之方，乃明谕脉证，左寸动滑，断属乾象，而与扶脾药得安。后产一子，举家称快。设不审而与通经破血，能保子母双全之庆乎？（《张氏医通·卷三·诸气门上·腹满》）

第八节 蓄 血

一、总论

（一）色脉分析

石顽曰：蓄血下黑如漆，最为危殆，但下后神气稍宁，脉无变异，即为可疗；若下后神气昏愦，脉见虚脱，加以厥冷呃逆，多不可救。（《张氏医通·卷五·诸血门·蓄血》）

礼科姜如农，气竭肝伤，而下瘀血，光亮如漆，三四日连绵不已，神识昏迷，时加微呃，脉来弦大而芤，此正气告匮，脉随虚阳鼓激而见虚大也，虽仓扁复生，奚益哉？（《张氏医通·卷五·诸血门·蓄血》）

饱食奔走，或跌扑凝血不散，或妇人血聚而成肿胀，腹上有青紫筋，腹中按之疼，脉来弦涩，当作蓄血治之。（《张氏医通·卷三·诸气门上·腹满》）

（二）辨证定位

问：亡血家，衄家，症见于外，尚有发汗之误，其血蓄于内而显发热头痛者，得无误汗之患乎？曰：凡蓄血必有见症，可察而知其所患处有三。蓄于胃脘之内，则胸膈隐隐刺痛，甚则牵引于背；蓄于厥阴之经，则胁下痛引腰脊；蓄于膀胱之府，则少腹急痛，若小便不利者，并伤气分也。（《伤寒兼证析义·亡血家兼伤寒论》）

（三）治则

1. 辨证论治，虚必兼补，偏喜温通

其辨治之法，须详新久虚实寒热，大率新者多实，实则宜攻，久蓄必虚，虚当兼补，寒则非暖不散，最忌酸寒，热则宜于寒下，然必加辛温而为向导，亦有症显虚热，而所蓄属寒者，必畏寒而喜热饮，不可因其假症，而误与寒凉攻血，多致发呃脱泻而死。（《伤寒兼证析义·亡血家兼伤寒论》）

2. 久蓄虚人，不可轻动其血

至见半表及传入里，皆与本病无碍，但久蓄虚人，不可轻动其血，此为切禁。（《伤寒兼证析义·亡血家兼伤寒论》）

二、各论

1. 恶血在络

若斑点深赤，毒在血分者，浓煎茺蔚，少投生蜜，放温恣服，取效最捷，以其专下恶血也。或加生莱菔汁半杯，总取散血之功。（《张氏医通·卷九·杂门·番痧》）

若恶血凝滞肌表经络者，宜刺宜汗。汗用一味浮萍，曝干为末，每服三钱，以黑豆淋酒，食远临卧调服，温覆取汗。（《张氏医通·卷六·诸风门·疬风》）

2. 血蓄上中下三焦

夫人饮食起居，一失其节，皆能使血瘀滞不行也。衄者，血蓄上焦，犀角地黄汤。心下手不可近者，血蓄中焦，桃核承气汤。脐腹下肿大便黑者，血蓄下焦也，抵当汤丸、下瘀血汤及代抵当汤，随轻重选用。三焦蓄血，俱见左脉，以肝主诸血故也。（《张氏医

通·卷五·诸血门·蓄血》)

太阳病六七日，表证仍在，脉微而沉，反不结胸，其人发狂者，以热在下焦，少腹当硬满，小便自利者，下血乃愈。所以然者，以太阳随经瘀热在里故也，抵当汤主之。此条之证，较前条更重，且六七日表证仍在，曷为不先解其外耶？又曷为攻里药中不兼加桂枝耶？以脉微而沉，反不结胸，知邪不在上焦而在下焦也。若少腹硬满，小便自利，则其人之发狂者，为血蓄下焦无疑，故下其血自愈。盖邪结于胸，则用陷胸以涤饮，邪结小腹则用抵当以逐血，设非此法，则少腹所结之血，既不附气而行，更有何药可破其坚垒哉？（《伤寒缵论·太阳中篇》）

病患胸满，唇痿舌青口燥，但欲漱水不欲咽，无寒热，脉微大来迟，腹不满，其人言我满，为有瘀血。凡内外诸邪，有血相搏，积而不行者，即为瘀血。血积则津液不布，是以唇痿舌青口燥，但欲漱水以润其燥。血为阴邪，且内无热，故不欲咽也。（《张氏医通·卷五·诸血门·诸见血证》）

癫之为证，膈间微痛者，兼有瘀血，加琥珀、郁金（如无郁金，蓬术代之）。（《张氏医通·卷六·神志门·癫》）

膈间作痛，多是瘀血，归尾、桃仁、韭汁、童便，甚者加大黄微利之。《千金方》治胸中久寒，呕逆气上，饮食不下，结气不消，用五噎丸。若饮食不得下，手足冷，上气咳逆，用五膈丸。血槁者，地黄、麦冬煎膏，入藕汁、人乳、童便、芦根汁、桃仁泥和匀，细细呷之。（《张氏医通·卷四·诸呕逆门·噎膈》）

瘦弱人阴虚寒热，胁下痛多怒，必有瘀血，宜桃仁、红花、柴胡、青皮、丹皮、鳖甲之类，甚则加大黄。死血作痛，日轻夜重，或午后热，脉短涩，桃核承气汤，易肉桂，加穿山甲、鳖甲、青皮；不应，加熟附子一片。如跌仆胁痛，亦宜上方。凡内伤胁痛不止者，生香油一盏，生蜜一杯，和匀服，一二次即止。（《张氏医通·卷五·诸痛门·诸痛》）

若小腹急痛，瘀血未尽，须加肉桂；胎下之后，绝无瘀血，按之急痛者，此必瘀积小腹，加炮黑山楂，以伏龙肝煎汤代水煎药，临服再加熬枯黑糖半两最妙。（《张氏医通·卷十二·婴儿门下·妇人》）

若但少腹硬满而痛，小便利者，即是蓄血之证，桃核承气汤。（《张氏医通·卷五·诸痛门·腹痛》）

凡治腹痛，必用温散，如台芎、苍术、香附之类。白芍能治血虚腹痛，惟脉弦发热者为宜。（《张氏医通·卷五·诸痛门·腹痛》）

脉沉结或伏，必腹痛，痛引两胁及肩背，皆不得俯仰者，气滞也，二陈加川芎、木香、枳壳、香附；不应，有血也，加蓬术、穿山甲。（《张氏医通·卷五·诸痛门·腹痛》）

蓄血成胀，腹上青紫筋见，或手足有红缕赤痕，小水利，大便黑，《金匮》下瘀血汤；不应，抵当丸去水蛭，加槟榔作丸，空腹日进梧子大三丸，血下止后服。轻则散血消胀汤。（《张氏医通·卷三·诸气门上·鼓胀》）

3. 瘀血留着脊背

肥人属湿痰，二陈合二妙，有因死血作痛者，当归、赤芍、牡丹、桃仁、延胡索、生牛膝、穿山甲、肉桂之类清理之；不应，加地龙、生附子。（《张氏医通·卷五·诸痛门·脊痛脊强》）

4. 瘀血留着肝肾

左半边肿甚者，肝肾间有瘀血也，散血为要，大忌胃苓。非特苍术性燥能阻滞恶血，即白术亦须生用，生则有逐湿散血之功而无壅滞之患。（《张氏医通·卷三·诸气门上·水肿》）

5. 恶血留着胞宫

石瘕生于胞中，寒气客于子门，子门闭塞，气不得通，恶血当泻不泻，衃以留止，日以益大，状如怀子，月事不以时下。皆生于女子，可导而下。（《张氏医通·卷三·诸气门上·积聚》）

6. 恶血留着胃口

食物下咽，屈曲自膈而下，梗塞作微痛，此污血在胃口也，用四物加韭汁、姜汁、竹沥、童便、驴尿、牛羊乳、蜂蜜煎膏润利之，后以代抵当丸下之。（《张氏医通·卷四·诸呕逆门·噎膈》）

污血在胃者，《局方》七气汤加桃仁，与干漆同炒，去漆用之；若误服耗气之药，血无所生，噎膈而大便燥结者，四君子加当归、芍药补脾生血；若火逆冲上，食不得入者，四君子加山栀、川连清火养血。（《张氏医通·卷四·诸呕逆门·噎膈》）

怒中饮食呕吐，胸满膈胀，关格不通，二陈加青皮、木香；未效，丁、沉、木香、砂仁、厚朴、神曲；更不效，有瘀血也，当从蓄血例治。（《张氏医通·卷四·诸呕逆门·呕吐哕》）

平日好饮热酒，致死血留于胃口作痛，脉必涩或芤，饮下作呃，口中作血腥气，手拈散加桔梗开提其气；胃气虚人，不能行其药力者，加人参二三钱，用相反之味，激其性以搜血也；壮盛者，代抵当丸加干漆灰。（《张氏医通·卷五·诸痛门·心痛胃脘痛》）

膏粱肥盛，多味痰湿热，血蓄胃口，或兼胁满，或少腹结痛，朝用浚血丸，兼培胃气，夕用变通抵当丸，专散蓄血，方得峻药缓攻之妙。（《张氏医通·卷五·诸血门·蓄血》）

虚人虽有瘀血，其脉亦芤，必有一部带弦，宜兼补以去其血，桃核承气加人参五钱，分三服缓攻之，可救之二三。又中气虚人，胃脘有死血，每食姜汤必呃，宜人参、云术各二两为末，桃仁一两，同干漆炒，去漆研细，蜜丸弹子大，早晚细嚼一丸，醇酒下。（《张氏医通·卷五·诸血门·蓄血》）

醉饱入房，竭力伤肝，蓄血在胃口者，韭汁、童便下越鞠丸；不应，合平胃散去苍术加桃仁、丹皮相和服。（《张氏医通·卷五·诸血门·蓄血》）

7. 血蓄膀胱

若因津血枯涩而结者，其脉虽数而不甚旺，麻仁丸、通幽汤之类。一属血结膀胱而腹满，其证善忘如狂，或渴欲漱水而不能饮，或喜热饮，仍不能多，小便清利，或反倍于平时，或数欠而不清。大抵邪结膀胱阳分，热邪伤血，虽有蓄血，其人真阴不虚，则小便自清，尺脉必盛，代抵当丸。（《张氏医通·卷五·诸痛门·腹痛》）

太阳病不解，热结膀胱，其人如狂，血自下，下者愈。其外不解者，尚未可攻，当先解外。外解已，但少腹急结者，乃可攻之，宜桃核承气汤。邪热搏血结于膀胱，必怫腾而侮心火，故其人如狂，见心虽未狂，有似乎狂，以血为阴类，不似阳邪内结之狂越也。血自下者，邪热不留，故愈。若小腹急结，则膀胱之血虽蓄而不行，须先解外乃可攻，其攻法亦自不同，必用桃仁增入承气以达血所，仍加桂枝分解外邪，即如五苓、大柴胡两解表里同义。(《伤寒缵论·太阳中篇》)

8. 伤损瘀血

登高坠下，重物撞打，箭镞刃伤，胸腹积血不散，以童便同酒煎大黄，随轻重下之，或香壳散加童便。腰胁滞痛，复元通气散去牵牛，加枳壳、柴胡、牡丹皮。(《张氏医通·卷五·诸血门·蓄血》)

闪挫痛者，跌扑损伤，肝脉搏坚而长，两尺实，忽然不可俯仰，复元通气散；不效，必有恶血，复元活血汤。(《张氏医通·卷五·诸痛门·腰痛》)

两腰偻废，乃热邪深入，血脉久闭之故，桃核承气多用肉桂，少加熟附行经，但痛者可治，偻废而不痛者，不可治也。(《张氏医通·卷五·诸痛门·腰痛》)

打扑伤损，从高坠下，恶血在太阳经中，腰脊痛不可忍，地龙汤。(《张氏医通·卷五·诸痛门·脊痛脊强》)

诸伤损瘀血凝聚，痛不可忍，以大黄一两(切)，杏仁三十粒，研细，酒煎服，瘀血即下。若恐气绝，取药不及，先以热小便灌之，外用大黄末，姜汁调涂，一夜青紫即变，瘀积日久，青黑痛极，以附子一枚呚咀，猪脂煎数沸，去滓取脂，和醋涂之。堕坠重伤，危在旦夕，用乌鸡连毛捣烂，和醋烘热，隔布熨之，甚则破牛马腹纳入，浸热血中救之。金伤肠出，以猪脂抹手，推入，急用桑皮线缝合，即以热鸡血涂之……从高坠下，或行车走马，跌折筋骨，骨伤，自然铜散；筋伤，乳香定痛散。金刃出血不止者，紫金丹敷之；促筋脱骱，用槿树皮捣烂，拌腊糟焙热涂扎。(《张氏医通·卷六·诸风门·跌扑》)

恶血上攻，韭汁和童便饮半杯，即下，从高堕下，腹中瘀血满痛不得出，短气，二便不通，《千金》桃仁汤；挫闪气血不顺，腰胁疼痛，或发寒热，香壳散加桃仁、苏木；胁痛，加柴胡、川芎；跌扑闪挫，瘀结腹胁，大便不通，调营活络饮；跌扑损伤，瘀蓄大便不通，红肿青紫，疼痛昏闷，内壅欲死者，当归导气散；跌扑闪挫，腰胁气滞，牵引掣痛，复元通气散；从高坠下，恶血流于胁中，痛不可忍，复元活血汤；被打伤破，内有瘀血腹胀，蒲黄生者筛取一升，当归、肉桂各二两，酒服方寸匕，日三服。(《张氏医通·卷六·诸风门·跌扑》)

挟死血者，脉沉涩或弦，而按之则芤，为恶血流于腰膝，或因产后，或跌扑伤损而得者，不可作虚治。(《张氏医通·卷六·痿痹门·痿》)

妊娠负重跌扑，凝血作痛，欲服活血药则恐伤胎，不服则伤血不去，治之当辨胎之死生。如无别证，只用黑糖熬枯，入红酒童便调服。(《张氏医通·卷十·妇人门上·胎前》)

9. 产后恶露，败血流经

恶露乘虚流入经络骨节之间，谓之败血流经，或流于腰胯，或流入髀股，痛不可拊，痛处热肿，流注日深，渐致身面浮肿，《局方》调经散最当。(《张氏医通·卷十一·妇人门下·产后》)

或因产崩血虚，或瘀血不散，亦成肿胀，其人必脉涩面黑，不可作水湿治之。(《张氏医通·卷三·诸气门上·鼓胀》)

10. 阳明病，热邪燥结

阳明病，其人善忘者，必有蓄血，所以然者，本有久瘀血，故令善忘，屎虽硬，大便反易，其色必黑，宜抵当汤主之。太阳热结膀胱，轻者如狂，桃核承气汤，重则发狂，用抵当汤。此阳明善忘之证，本差减于如狂，乃用抵当汤峻攻之者，以阳明多血，阳明之血结，则较太阳为难动故也。按：大便色黑，虽曰瘀血，而热邪燥结之色未尝不黑也，但瘀血则黏黑如漆，燥结则晦黑如煤，此为明辨也。(《伤寒缵论·阳明下篇》)

11. 太阳病蓄血

太阳病，身黄，脉沉结，少腹硬，小便不利者，为无血也。小便自利，其人如狂者，血证谛也，抵当汤主之。血证为重证，抵当为重药，恐人当用而不敢用，故重申其义。言身黄、脉沉结、少腹满三者，本为蓄血之证，然只见此，尚与发黄相邻，必其人如狂、小便自利，为血证无疑。设小便不利，乃热结膀胱，无形之气病，为发黄之候也。其小便自利，则膀胱之气化行，然后少腹结满者，允为有形之蓄血也。（《伤寒缵论·太阳中篇》）

12. 虚实夹杂

虚人，理中、越鞠相和服。在少腹，代抵当丸加熟附子三分；虚者，必加人参钱许以助药力。身有寒热发黄，脉弦细而伏，服补泻诸药不应，《千金》用大黄、芒硝、归尾、桃仁、人参、桂心为散，酒服二方寸匙，借参、桂之力以攻之。（《张氏医通·卷五·诸血门·蓄血》）

13. 痰血互结

热过于营，吸而不出，其血必结，血结则痰气必外裹，故用泽漆之破血为君，加入开痰下气，清热和营诸药，俾垒一空，元气不损，制方之妙若此。火逆上气，咽喉不利者，止逆下气，麦门冬汤主之。（《张氏医通·卷四·诸气门下·咳嗽》）

脉涩而芤或弦，属痰挟死血，宜活血行气，二陈加芎、归、桃仁泥、红花、牛膝、韭汁之类。大便见黑而不作泻者，小剂桃核承气汤微利之。（《张氏医通·卷六·痿痹门·麻木》）

14. 醉饱入房，血结阴分

若缘醉饱入房，强力忍精而致少阴与任督受伤，血结阴分者，此真阴亏损，必致小便涩数，胀满如淋也，生料济生肾气丸，红酒煎服。（《张氏医通·卷五·诸痛门·腹痛》）

15. 冲脉受伤

有妇人经行之时，交合受伤，时时不净而少腹满痛者，此冲脉受伤也，十全大补汤倍用肉桂。若有块绞痛，喜热按，此气血虚而有瘀积也，当归生姜羊肉汤加肉桂、吴茱萸、茯苓、芍药；不应，加人参。（《张氏医通·卷五·诸痛门·腹痛》）

16. 怒气伤肝

目科邹泰甫，怒气伤肝，呕逆不食，五六日后下血如漆，脉得

弦小而疾，按之则衰，此瘀去而肝气未平也，沉香降气散疏之愈。（《张氏医通·卷五·诸血门·蓄血》）

17. 下元虚衰，勉力伤肝

又有本来下元虚人，勉力劳役而致受伤，蓄血小腹满痛者，此肝经受伤，其满必偏见于左旁也，调肝散、代抵当丸，审微甚选用可也。然亦有右旁偏满者，此必饱食奔驰，脾阴下溜，食积痰腻留结也，当于积滞门求之，其臭毒腹痛呕逆，另详杂门。（《张氏医通·卷五·诸痛门·腹痛》）

18. 五劳虚极

五劳虚极羸瘦，腹满不能饮食，食伤、忧伤、饮伤、房室伤、饥伤、劳伤、经络营卫气伤，内有干血，肌肤甲错，两目黯黑，缓中补虚，大黄䗪虫丸主之。举世皆以参、芪、归、地等为补虚，仲景独以大黄、䗪虫等补虚，苟非神圣，不能行是法也。夫五劳七伤，多缘劳动不节，气血凝滞，郁积生热，致伤其阴，世俗所称干血劳是也。所以仲景乘其元气未离，先用大黄、䗪虫、水蛭、虻虫、蛴螬等蠕动啖血之物，佐以干漆、生地、桃、杏仁行去其血，略兼甘草、芍药以缓中补虚，黄芩以开通热郁，酒服以行药势。待干血行尽，然后纯行缓中补虚收功。其授陈大夫百劳丸一方，亦以大黄、䗪虫、水蛭、虻虫为主，于中除去干漆、蛴螬、桃、杏仁，而加当归、乳香、没药以散血结，即用人参以缓中补虚，兼助药力以攻干血，栀子以开通热郁。（《张氏医通·卷二·诸伤门·虚损》）

三、医案

项彦章治一女，腹胀如鼓，四体骨立，众医或以为妊为蛊为瘵。诊其脉，告曰：此气薄血室。其父曰：服芎、归辈积岁月，非血药乎？曰：失于顺气也，夫气道也，血水也。气一息不运，则血一息不行。经曰：气血同出而异名，故治血必先顺气，俾经隧得通，而后血可行，乃以苏合香丸投之，三日而腰作痛。曰：血欲行矣，急以芒硝、大黄峻逐之，下污血累累如瓜者数十枚而愈。缘其六脉弦滑而数，弦为气结，滑为血聚，实邪也，故行气而血大下。

又一女病同而诊异。项曰：此不治，法当数月死。向者脉滑为实邪，今脉虚，元气夺矣。又一女病亦同，而六脉俱弦。项曰：真脏脉见，法当逾月死，后皆如之。(《张氏医通·卷三·诸气门上·鼓胀》)

喻嘉言治一血蛊，服药百日后，大腹全消，左胁始露病根一条，如小枕状。以法激之，呕出黑污血斗许，余从大便泄去始消。每思蛊胀不论气血水痰，总必自开一字。如寇贼蟠据，必依山傍险，方可久聚。《内经》论五脏之积，皆有定所，何独于六腑之积久为患，如鼓胀等类者，遂谓漫无根柢区界乎？(《张氏医通·卷三·诸气门上·鼓胀》)

卢不远治来熙庵廉宪乃侄，身体丰硕，伤寒已二十八日，人事不省，不能言语，手足扬掷，腹胀如鼓而热烙手，目赤气粗，齿槁舌黑，参、附、石膏、硝、黄、芩、连，无不遍服，诸名公已言旋矣。诊之，脉浊鼓指。用大黄一两，佐以血药一剂，下黑臭血一二斗少苏，四剂始清。夫治病用药，譬之饮酒，沧海之量，与之涓滴，则喉唇转燥矣，顾若大躯体，病邪甚深，不十倍其药，何能克效哉！(《张氏医通·卷五·诸血门·蓄血》)

李士材治张孟端夫人，忧愤交乘，食下辄噎，胸中隐隐痛，阳脉滑而阴脉搏，痰血互凝之象，以二陈汤加归尾、桃仁、郁金、五灵脂，四剂未效。因思人参与五灵脂同用，善于浚血，即以前剂入人参三钱，倍用五灵脂，再剂血从大便而出，十剂噎止，弥月而愈。

又治金元之之内患噎，胸腹奇痛，经阻，医认瘀血。察其脉细为气衰，沉为寒痼，况自下及上，处处皆痛，明非血矣。用参、芪、白术、木香、姜、桂，煎成，和醇酒进之，甫入口便快，服理中汤半月而痛止。

石顽治朱彦真酒膈，呕逆不食，每日惟痛饮热酒一二觥，少顷即作酸呕出，膈间大痛，杂治经年不效，良由平昔好饮热酒所致。此即丹溪所谓好饮热酒，死血留胃口之候，授以人参散。方用人参一两，煎成，加麝香半分，冰片三厘，三剂便能进食，盖麝片善散胃口之痰与瘀血耳。十剂后改服柏子仁汤，半月而安。二方出自《云岐》，人多未知，每以予为尚异，何可为之辨耶？(《张氏医通·

卷四·诸呕逆门·噎膈》）

李士材治张鸣之，吐血两年，面色萎黄，潮热咳嗽，膈有微痛，脉数而沉且搏，其痛不可按，而甚于夜分，是坚血蓄积，非大下之不可。又以久病未敢峻攻，用郁金、降真、归、地、山甲、蓬术、人参，下血如漆者数次而痛减。月余复痛，此病重而药轻也，乃以大黄、干漆、蓬术、郁金、山甲、肉桂、归尾、桃仁、虻虫为丸，每日服参、芪之剂，午后服丸药钱许。十日，血积大下，数次而安。（《张氏医通·卷五·诸血门·蓄血》）

虞恒德治一人。六月投渊取鱼，至深秋雨凉，半夜小腹痛甚大汗，脉沉弦细实，重取如循刀责责然。夫腹痛，脉沉弦细实，如循刀责责然。阴邪固结之象，便不当有汗，今大汗出，此必瘀血留结，营气不能内守而渗泄于外也。且弦脉亦肝血受伤之候，与大承气加桂二服，微利痛减。连日于未申时，复坚硬不可近，与前药加桃仁泥，下紫血升余痛止。脉虽稍减而责责然犹在，又以前药加川附子，下大便四五行，有紫黑血如破絮者二升而愈。（《张氏医通·卷五·诸痛门·腹痛》）

第九节　九窍出血

1. 血寒血热

九窍出血者，血热，地骨、丹皮、犀角。血寒，桂心、附子。血热不止，山栀灰、黄连灰。（《张氏医通·卷五·诸血门·吐血》）

2. 血滑

九窍出血者，血滑，棕榈灰、莲房灰。（《张氏医通·卷五·诸血门·吐血》）

3. 血虚

九窍出血者，血虚，地黄灰。（《张氏医通·卷五·诸血门·吐血》）

4. 血瘀

九窍出血者，脉来沉实，腹中满痛，或吐血块，或为瘀血蓄

血，当归、桃仁、赤芍、延胡索、蓬术、大黄之属。(《张氏医通·卷五·诸血门·吐血》)

九窍出血者，血瘀，发灰、大黄灰、干漆灰。(《张氏医通·卷五·诸血门·吐血》)

5. 怒伤肝木，血随气逆

九窍出血者，怒伤肝木，则血菀于上，使人薄厥，沉香、木香、青皮、芍药、丹皮之属。(《张氏医通·卷五·诸血门·吐血》)

6. 劳力

九窍出血，若因劳伤者，补中益气倍参、芪，或胎发灰、大蓟汁，人参汤调服；或血余灰，每服二钱，以茅根、车前草煎汤调下。(《张氏医通·卷五·诸血门·吐血》)

7. 劳心

九窍出血者，劳心，莲肉、枣仁、薯蓣、茯神、紫菀、柏仁、丹参之属。(《张氏医通·卷五·诸血门·吐血》)

8. 肝肾疲极，五脏内崩

无故发热，九窍出血者，肝肾疲极，五脏内崩也，多不可治，若见血水必死。(《张氏医通·卷五·诸血门·吐血》)

第十节　痘疮出血

一、总论

预后判断

凡痘中失血，惟从鼻出者，可治；从口中及口鼻齐出者，多不治，亦有从痘疮出者，则为走泄。走泄多则分肉空虚，毒无定位，是皆有犯于里，为难治也。(《张氏医通·卷十二·婴儿门下·汗出》)

若下唇有白屑如芝麻，或翻转如葵花，或有紫泡出血，及唇燥裂而见面色枯槁，烦渴不止，及腰足痛者，皆不可治。(《张氏医通·卷十二·婴儿门下·唇舌》)

若喘胀衄血便血者，曰紧闷痘，二三日死。(《张氏医通·卷十二·婴儿门下·痘形》)

痘稠密不能起发灌浆，六七日间，忽泻脓血者，曰泻浆痘。此证多有生者，虽危不妨。(《张氏医通·卷十二·婴儿门下·痘形》)

麻疹，衄者，火邪炽盛，血随火载，上行而溢于鼻，麻疹初起，是为顺候。其热得以开泄，不治自已。若衄之不止，或失血者，犀角地黄汤加荆芥穗；正没及没之后，衄仍不止者，四物汤加茅根、麦冬以滋降之；谵妄者，若手足不热而反厥冷，喜饮热汤，此为热邪内亢，后必下血，咽喉作痛，痰鸣而死，即与白虎汤，多不可救。(《张氏医通·卷十二·婴儿门下·例治》)

二、各论

1. 气分热甚

若麻出斑烂如锦纹，或出脓血，腥臭不干，心胸烦闷，呕吐清水，身温热者，白虎汤加黄芩、茅术。(《张氏医通·卷十二·婴儿门下·例治》)

2. 毒滞血凝

亦有遍身青紫热肿喘胀气急，此毒滞血凝，半匿肌表，急投凉膈散，去芒硝加麻黄、石膏以发越之。(《张氏医通·卷十二·婴儿门下·例治》)

3. 内火炽盛，失于解利

闻人规云：痘疮焮赤，大便不通，小便如血，或结痈毒，身痘破裂出血，乃内火炽盛，失于解利，急用犀角地黄、小柴胡加生地黄，及四顺饮之类。(《张氏医通·卷十二·婴儿门下·焮赤》)

疮虽正而吐泻，或下血，俱为逆候。若但吐不泻，无痰，益黄散；有痰，二陈汤；吐而身热烦渴，腹满气促，大小便涩而赤者，当利小便。(《张氏医通·卷十二·婴儿门下·吐泻》)

4. 肝不藏血，脾不统血

又有交接时辄出血作痛，此肝伤而不能藏血，脾伤而不能摄血也，多用加味逍遥散加肉桂，或归脾汤下加减八味丸自愈。(《张氏

医通·卷十一·妇人门下·疮疡》)

5. 气血不调

若元气本实可愈，如或脓血不止，变成疳蚀难治也，又遍身俱收，惟头与足不收者，此气血不调，四物汤去地黄加升麻、牛膝、牛蒡、红花、荆芥。(《张氏医通·卷十二·婴儿门下·收靥》)

6. 气虚血热

若发痒剥去痂皮，或出血，或无血，仍复灌浆如疮疥者，此血热气虚，十全大补汤去桂加红花、紫草、牛蒡子。不愈，名疳蚀疮；出血不收者，名阳疮，俱危。若抓破被风侵袭作痛，屡愈屡破，为血风疮，虽多用养血消毒之剂，亦难速效。(《张氏医通·卷十二·婴儿门下·脱痂》)

若服补药不出赠痘，破处不复肿灌，更下脓血者不治。若将靥之时忽然黑靥，或浆未充而忽然收靥，或浆虽充而一齐结疤干紫，此气虚血热，因火迫而收之太速也，犀角地黄汤加紫草茸，或四圣散加人参、当归。(《张氏医通·卷十二·婴儿门下·倒靥》)

血证要方

第一节　衄血要方

生地黄散

【组成】桔梗汤加麦冬、生地、款冬、杏仁，为散，煎服二钱。

【主治】斑疹肺热，喘咳衄血。

【备注】一方无杏仁，多橘皮。（《张氏医通·卷十六》）

止衄散

【组成】黄芪六钱　当归　赤茯苓　白芍药　干地黄　阿胶各三钱

【用法】为散，半饥时麦门冬汤调服三钱，日三服。（《张氏医通·卷十四·衄血门》）

【主治】久衄发热。

【加减】面热足冷，心悬如饥，下焦阴火也，加肉桂末一钱五分；渴不能饮，自觉膈满者，瘀血也，加犀角、丹皮；气虚少食，二便如常者，独参汤服之；兼感微风，发热头痛者，葱白香豉汤服之；虚烦不安，不时烘热者，栀子豉汤服之；素有偏风，头痛异常者，黑豆、荆芥灰淋酒服之；骤衄不止者，茅花汤服之；久衄不时举发者，乌梅汤服之。（《张氏医通·卷十四·衄血门》）

辰砂妙香散《局方》

【组成】黄芪蜜炙　人参各二两　甘草炙　桔梗　山药　远志甘草汤泡，去骨　茯神　茯苓各一两　木香煨，二钱五分　辰砂另研，水飞净，三钱　麝香另研，一钱

【用法】上十一味，为散，每服二钱，不拘时温酒调服。

【主治】心脾不足，恍惚不睡，盗汗遗精，衄血溺血。

【备注】《秘旨》无木香，有缩砂三钱。（《张氏医通·卷十四·溲血门》）

小安肾丸

【组成】香附童便制，二两　川乌头炮净，一两　茴香青盐微焙，三两　川椒去闭口者，炒，一两　熟地黄四两　川楝子酒蒸取肉，三钱

【用法】酒糊丸，梧子大，空心盐汤，临卧温酒，各服三钱。

【主治】风寒袭于肾经，下体沉重，夜多小便，耳鸣歧视，牙龈动摇出血，小腹寒疝作痛。（《张氏医通·卷十四·衄血门》）

茯苓补心汤《千金》

【组成】茯苓六钱　桂枝三钱　甘草二钱　紫石英碎如米粒，一两　人参　麦门冬去心，各五钱　大枣四枚　赤小豆一合

【用法】水煮，日三服。

【主治】心气不足，善悲愁恚怒，衄血，面黄烦闷，五心烦热，独语不觉，妇人崩中面赤。（《张氏医通·卷十五·妇人门上》）

第二节　吐血要方

门冬清肺饮

【组成】生脉散加黄芪、甘草、紫菀、白芍、当归。

【主治】火乘肺胃，喘嗽吐血衄血。

【按语】此生脉、保元合用，以滋金水化源。紫菀佐黄芪而兼调营卫，深得清肺之旨，其余芍药酸收，当归辛散，且走血而不走气，颇非所宜。不若竟用生脉、保元清肺最妥，先哲有保元、生脉合用，气力从足膝涌出，以黄芪实胃，五味敛津，皆下焦之专药耳。（《张氏医通·卷十六》）

十灰散

【组成】大蓟　小蓟　柏叶　薄荷　茜根　茅根　山栀　大黄　牡丹皮　棕榈皮_{等份}

【用法】各烧灰存性，纸裹盖地上一夕，食远服二三钱，童便调下。

【主治】虚劳吐血咯血，先用此遏之。

【按语】花蕊石散为破血之峻剂，功专化血为水，而世畏其峻，罕能用之。葛可久言：暴血成升斗者，宜花蕊石散；若病久涉虚，及肝、肾二家之血，非其所宜，且与十灰散。并举而言，不分寒热主治，所以后世不能无误用之失。当知十灰散，专主火炎上涌之血，倘误用以治阴邪固结之证，为害犹轻，若误用花蕊石散治血热妄行之病，为患莫测。况血热妄行，十常八九，阴邪固结，十无一二，所以举世医者病者，俱畏之如蝎，遂致置而不讲，乃致一切阴邪暴涌之血，悉皆委之莫救，岂其命耶！（《张氏医通·卷十三·虚损门》）

童真丸

【组成】真秋石　川贝母_{去心，}等份

【用法】上二味，煮红枣肉为丸，空腹，薄荷汤下二钱。

【加减】如脉虚气耗，加人参；若脉细数为阴虚，禁用人参，加牡丹皮；脾虚溏泄，加山药、茯苓、炙甘草。

【主治】虚劳吐血，气虚喘嗽。（《张氏医通·卷十三·虚损门》）

巽顺丸

【组成】乌骨白丝毛鸡一只_{男雌女雄，取嫩长者，溺倒，泡去毛，竹}刀剖胁，出肫肝，去秽，留内金，并去肠垢，仍入腹内　乌鲗骨_{童便浸，晒}干为末，微炒黄，取净，四两　茹藘_{去梢，酒洗，切片，净一两。即茜根}鲍鱼_{切薄片，四两}

【用法】上三味。入鸡腹内，用陈酒、童便各二碗，水数碗，砂锅中旋煮旋添，糜烂汁尽，捣烂焙干。骨用酥炙，共为细末。干山药末调糊为丸，梧子大。每服五七十丸，空心百劳水下。

【主治】妇人倒经，血溢于上，男子咳嗽吐血，左手关尺脉弦，背上畏寒，有瘀血者。(《张氏医通·卷十三·虚损门》)

柏叶汤 _{《金匮》}

【组成】柏叶_{炒，三钱}　干姜_{炮，一钱}　艾_{一撮。一本作阿胶三钱}

【用法】上三味，水煎，入马通汁一杯，合煮取一盏，分温再服。如无马通，以童便代之。

【主治】吐血不止。

【按语】血逆不止，当责之于火旺，故用柏叶治其旺气，即兼姜、艾之辛温散结，使无留滞之患，更加马通导之下行，非近世专用柏叶、棕灰、血余之属可比。(《张氏医通·卷十四·诸见血门》)

黄土汤 _{《金匮》}

【组成】白术　附子_炮　甘草_炙　干地黄　阿胶　黄芩_{各钱半}灶心黄土_{鸡子大，碎}

【用法】上七味，先用水煎灶心土澄清去滓，纳诸药，煎成，分温，日再服。

【主治】阴络受伤，血从内溢，先血后便，及吐血、衄血，色瘀晦者，并主产后下痢。

【加减】有热，加柏叶一握。

【备注】《千金》无附子、地黄，有干姜。（《张氏医通·卷十四·心痛胃脘痛门》）

黑神散 《局方》

【组成】甘草炙，二两　干姜炮　肉桂各一两　熟地黄四两　当归　蒲黄筛净，炒黑，各三两　白芍酒制，二两

【用法】上为散，每服四钱，用细黑豆半合，微炒香，淋酒半盏，和水半盏，煎至半盏，入童便半杯和服。

【主治】吐血衄血，屡发不止。

【加减】气虚，加人参三两，黄芪六两，以固卫气，庶无营脱之患。

【按语】世本以黑豆炒热去壳，同上药为散，不知黑豆之功全在壳也。（《张氏医通·卷十四·衄血门》）

当归汤 《千金》

【组成】当归一钱　干姜炮，五分　芍药　阿胶　黄芩各钱半

【用法】上五味，水煎，日再服。

【主治】衄血吐血。（《张氏医通·卷十四·衄血门》）

第三节　唾血要方

五味子汤 《千金》

【组成】五味子五分，炒研　桔梗　甘草　紫菀茸　续断　竹茹　桑根皮蜜炒，各一钱　生地黄二钱　赤小豆一撮，即赤豆之细者

【用法】上九味，水煎，空心服。

【主治】伤燥，咳唾中有血，引胸胁痛，皮肤干枯。

【备注】《秘旨》加白蜜一匙。（《张氏医通·卷十三·燥门》）

紫菀茸汤改定

【组成】紫菀茸三钱　薇衔　白术於潜者良，生用　泽泻各一钱
牡丹皮　麦门冬去心，各钱半　犀角八分　甘草炙三分，生二分　藕汁
半杯

【用法】上九味，水煎食远服。

【主治】伤酒凑肺，发咳痰中见血。

【加减】瘦人阴虚多火，忌用燥药，去白术易白芍药一钱。兼
伤肉食，胸膈膨胀，去犀角、芍药，加炮黑山楂肉三钱，炒枳实一
钱，(《张氏医通·卷十三·咳嗽门》)

紫菀散

【组成】紫菀茸　人参各二两　麦门冬去心　桔梗　茯苓　阿胶
川贝母去心，各一两　五味子　甘草炙，各五钱

【用法】为散，每服四五钱，水煎去滓服。

【主治】咳唾有血，虚劳肺痿。(《张氏医通·卷十三·咳嗽
门》)。

紫菀膏

【组成】紫菀茸二两　款冬花一两　杏仁泡，去皮尖，炒研　枇杷
叶刷去毛，蜜水炙　木通　桑根皮蜜炙　大黄酒蒸，各半两

【用法】熬膏蜜收，不时噙化一二匙，中病即止，不可过服。

【主治】肺热咳嗽，肌肤灼热，面赤如醉。

【加减】久嗽，去杏仁、大黄，煎成加童便半盏。(《张氏医
通·卷十三·咳嗽门》)

人参蛤蚧散

【组成】川蛤蚧十对，酒浸，酥炙，色白形如守官者真，若剖开如鼠皮

者假 知母酒炒 川贝母去心 桑白皮姜汁和蜜炙 茯苓各三两 人参 甘草炙, 各三两 杏仁去皮尖, 五钱

【用法】 为散, 每服三钱, 不拘时, 茶清或蜜水调服。

【主治】 肺痿失音, 咳唾脓血, 或面上生疮。(《张氏医通·卷十三·肺痿门》)

八珍散

【组成】 四君子汤加黄芪、山药、粟米、扁豆。

【用法】 扁豆炒存性。

【主治】 胃虚痰中见血, 及粉红痰。(《张氏医通·卷十六》)

第四节 咳血要方

射干汤

【组成】 射干去毛 栀子仁姜汁炒黑 赤茯苓去皮 升麻各一两 赤芍药两半 白术生, 半两

【用法】 上为粗末, 每服五钱, 水二盏煎, 去滓, 入地黄汁一合再煎, 温, 日再服。

【主治】 人迎逆而盛, 嗽脓血, 营卫不流, 热聚胃口成痈。

【加减】 日晡发热, 每服加犀角、丹皮各一钱, 甘草二分。(《张氏医通·卷十四·心痛胃脘痛门》)

葶苈薏苡泻肺汤

【组成】 桔梗汤本方甘草用节, 加薏苡、贝母、橘红、黄芪、忍冬、白及、葶苈、生姜。

【主治】 肺痈初溃, 吐脓血。

【加减】 初起, 去黄芪加防风; 溃后脓血去多, 加人参; 溃久

不敛，加合欢皮。(《张氏医通·卷十六》)

第五节　尿血要方

大金花丸

【组成】三黄丸加黄柏等份。

【用法】滴水为丸小豆大，新汲水下三十丸。

【主治】中满热极，淋秘尿血。

【按语】金花汤止芩、连、柏三味，作丸，则名三补金花丸，较汤多山栀。作汤名为解毒，更加大黄，则名大金花丸。汤丸虽异，功用不殊，但取急攻则用汤，缓祛则用丸，微有区别耳。(《张氏医通·卷十六》)

神术汤 《局方》

【组成】苍术泔浸，麻油拌炒　藁本　川芎　羌活各一钱　白芷　甘草炙　细辛各五分　生姜三片　葱白二茎连须

【用法】上九味，水煎热服。

【主治】风木之邪，内干湿土，泄利下血。

【按语】神术汤纯用风药，与羌活胜湿相去不远，如何可治泄利下血？盖火淫阳明之血，则燥金受伤，只合清凉，最嫌风燥。若风乘太阴之血，则湿土被郁，法当升散，切戒寒凉。当知阳明来者，色必鲜明，太阴来者，色必清稀，其源各异，故其治亦迥乎不侔。究其旨，不越风能胜湿之义。苍术专主木邪乘土，故能治外内诸邪。以风木之邪内干土脏，故用羌、藁、芷、辛等风药，兼川芎以引入血分，甘草以调和胃气，胃气敷布有权，泄利下血自止。盖汗即血之液，夺其汗则血中之湿热邪气，悉从外泄而无内滞之患矣。(《张氏医通·卷十三·湿门》)

第六节　便血要方

驻车丸 《千金》

【组成】阿胶三两　黄连炒黑　当归各两半　干姜炮,一两

【用法】上四味,捣筛,醋煮阿胶为丸,梧子大,每服四五十丸,昼夜三服,米饮下。

【主治】阴虚下痢发热,脓血稠黏,及休息痢。

【按语】三车运精气神,分治三焦,以调适阴阳,此因阳热过旺,阴精受伤,故用黄连以驻鹿车之骤,干姜以策牛车之疲,阿胶以挽羊车之陷,当归以和精气神之散乱也。(《张氏医通·卷十六》)

阿胶丸

【组成】驻车丸本方胶、连各二两,归、姜各一两,加木香、黄芩、赤石脂(醋煅,水飞)、龙骨(醋煅,水飞)各一两,厚朴(姜制)半两。

【用法】米饮丸梧子大,每服三十丸,昼二夜一服,米饮下。

【主治】冷热不调,伤犯三阴,腹痛下脓血。(《张氏医通·卷十六》)

温经汤 《金匮》

【组成】四物汤去地黄加阿胶、甘草、人参、肉桂、吴茱萸、牡丹皮、麦门冬、半夏、生姜,更加白术,名大温经汤。

【主治】经水不调崩带,及唇口干燥,并治经阻不通,咳嗽便血。

【按语】此方本胶艾汤而立,以虚火上炎,唇口干燥,故用麦冬;浊湿下渗,不时带下,故用半夏。若无二证,不必拘执成方也。(《张氏医通·卷十六》)

黄连阿胶汤《玉函》

【组成】黄连二钱五分　黄芩一钱　芍药二钱　阿胶三钱　鸡子黄一枚，生

【用法】上三味，水煎去滓，入阿胶烊尽小冷，入鸡子黄搅匀服。

【主治】热伤阴血便红。(《张氏医通·卷十三·伤寒门》)

升阳除湿防风汤 升阳防风汤

【组成】防风二钱　苍术泔浸，去皮，饭上蒸　白术土炒　茯苓白芍各一钱　生姜一片

【用法】水煎，热服取微汗。

【主治】风湿飧泄，及肠风滞下便血。

【按语】阳陷于下，则成飧泄，湿犯于上，则令头痛，清浊倒置而然，故用风药以胜湿也；然风木之病，稍加桂枝、甘草盐制，其功尤捷。(《张氏医通·卷十三·湿门》)

散血消胀汤

【组成】归尾一钱五分　五灵脂　官桂　乌药　甘草炙　木香各六分　川芎一钱二分　半夏　蓬术煨，各八分　紫苏三分　砂仁一钱，炒生姜五片

【用法】水煎，食前温服。

【主治】血胀小便多，大便溏黑光亮。(《张氏医通·卷十三·鼓胀门》)

黄土汤《金匮》

【组成】白术　附子炮　甘草炙　干地黄　阿胶　黄芩各钱半灶心黄土鸡子大，碎

【用法】上七味，先用水煎灶心土澄清去滓，纳诸药，煎成，分温，日再服。

【主治】阴络受伤，血从内溢，先血后便，及吐血衄血色瘀晦者，并主产后下痢。

【加减】有热，加柏叶一握。

【备注】《千金》无附子、地黄，有干姜。（《张氏医通·卷十四·心痛胃脘痛门》）

赤小豆当归散 《金匮》

【组成】赤小豆二升，即赤豆之细者，浸令芽出，晒干　当归三两

【用法】为散，浆水服（如无酸浆水，以醋和沸汤代之），方寸匕，日三服。

【主治】小肠热毒流于大肠，先便后血，及狐惑蓄血，肠痈便脓等证。（《张氏医通·卷十四·诸见血门》）

泻青丸

【组成】当归　川芎　栀子炒黑　大黄　羌活　防风　草龙胆等份

【用法】滴水为丸，空心茶清下，七八十丸至百丸。

【主治】肝经实热，大便不通，肠风便血，阴汗臊臭。（《张氏医通·卷十四·下血门》）

脏连丸

【组成】宣黄连一两，酒炒为末

【用法】上用嫩猪脏二尺，泡去油腻，入黄连末，线扎两头，同韭菜蒸，烂捣作饼，焙干为末，米糊为丸，如桐子大，每服四五十丸，食前米汤或乌梅汤下。

【主治】大便下血正赤，日久不止。

【备注】一方，加槐花二两（不用黄连，但用槐花，名猪脏丸，治证同上）。若血色晦淡者禁用。（《张氏医通·卷十四·下血门》）

升阳除湿和血汤

【组成】生地黄　熟地黄　当归身各一钱　甘草炙六分，生四分
白芍钱半　黄芪三钱　升麻醋炒，七分　苍术泔浸，去皮，同芝麻炒　秦
艽　肉桂　陈皮各三分　丹皮钱半

【用法】水煎，食前稍热服。

【主治】肠风下血如溅者。

【备注】《秘旨》无苍术，有防风。（《张氏医通·卷十四·下血门》）

断红丸

【组成】侧柏叶炒香　川续断酒炒，各三钱　鹿茸一具，酥炙

【用法】前三味，为细末，醋煮阿胶为丸，每服四五十丸，乌梅汤、人参汤、米饮汤任下。

【主治】下血久不止，虚寒色淡晦者。（《张氏医通·卷十四·下血门》）

桃花汤 《金匮》

【组成】赤石脂四两，一半锉，一半筛末　干姜三钱　粳米三合

【用法】上三味，以水七升，煮米令熟，去滓，温七合，纳赤石脂末一方寸匕，日三服。若一服愈，余勿服。

【主治】下利便脓血。（《张氏医通·卷十四·痢门》）

白头翁汤 《金匮》

【组成】白头翁　黄连　黄柏　秦皮各一两

【用法】上四味，以水七升，煮取二升，去滓，温服一升，不愈，更服。

【主治】热利下重。(《张氏医通·卷十四·痢门》)

养脏汤 《局方》

【组成】人参　白术炒焦，各钱半　肉桂　诃子肉　木香　肉豆蔻　罂粟壳蜜炙，五分

【用法】上七味，水煎。分二次服，忌生冷、鱼腥、湿面、油腻等物。

【主治】泄痢脓血，有如鱼脑，后重脱肛，脐腹疼痛。

【加减】夜起不瘥者，加附子五分；不应，加一钱。(《张氏医通·卷十四·痢门》)

白头翁加甘草阿胶汤 《金匮》

【组成】白头翁　黄连炒黑　黄柏炒黑　秦皮　甘草炙，各钱半　阿胶三钱

【用法】上六味，先煮上五味，去滓纳胶烊尽，温分三服。

【主治】挟热利下脓血，及产后利不止。(《张氏医通·卷十四·痢门》)

茜根丸

【组成】茜根　升麻　犀角　地榆　当归　黄连　枳壳　白芍等份

【用法】为细末，醋煮红曲丸，如梧子，空心米饮下七十丸。

【主治】毒痢下血如鸡肝，心烦腹痛，蛊注下血。(《张氏医通·卷十四·痢门》)

黄芩汤《外台》

【组成】黄芩　人参　干姜各一两　桂枝三钱　大枣十二枚，擘
半夏二两

【用法】上六味，以水七升，煮取三升，温分三服。

【主治】干呕下利。(《张氏医通·卷十四·痢门》)

三物胶艾汤《千金》

【组成】阿胶　艾叶　酸石榴皮各一两

【用法】上三味，水煮去滓，纳胶令烊尽，分三服。

【主治】妊娠血痢。

【加减】欲痢辄先心痛腹胀满，日夜五六十行者，加黄柏、黄
连各一两，防己、干姜各半两，附子一枚，曲半两，蜜丸，梧子
大，饮服二十丸，日三，渐加至三四十丸。(《张氏医通·卷十四·
痢门》)

第七节　妇人崩漏下血要方

皱血丸《局方》

【组成】熟地黄　甘菊去心、蒂、梗　茴香去子　当归身　延胡
索炒　赤芍药　桂心　蒲黄取净粉，焙　蓬术　牛膝　香附炒去毛，酒
浸三日，焙，各三两

【用法】上十一味，为末。用细黑豆一升，醋煮候干为末，再
入米醋三碗，煮二碗为糊和丸，梧子大，每服二十丸，温酒或醋汤
下。血气攻刺，煨姜汤下。癥瘕绞痛，当归酒下。忌鸭肉、羊血。

【主治】妇人血海虚冷，百病变生，气血不调，时发寒热，或
下血过多，或久闭不通，崩中不止，带下赤白，癥瘕癖块，攻刺疼

痛，小腹紧满，胁肋胀痛，腰重脚弱，面黄体虚，饮食减少，渐成劳怯，及经脉不调，胎气多损。胎前产后一切病患，无不治疗。

【按语】方以皱血命名，取醋之酸，引药归宿子脏以收摄精气也。盖血海之虚寒，皆缘肝脏生阳气衰，不能宣散浊阴而致子脏不净，子脏不净，乌能摄精而成胎息乎？故立方专以推陈致新为纲旨，是以清热散瘀之剂，反过于归、地、桂、茴等味，使子脏安和，生生之机不竭矣。大抵妇人之百病变生，总属气血不调，即寒热虚怯，经闭崩中，靡不因血海不净所致。其妙用尤在醋煮乌豆，以血得酸则敛，不致滑脱；瘀得辛则散，不致留蓄。更虑阴寒内结，势必虚阳上浮，故用菊花以清在上之虚阳；冷积胞门，势必热留经隧，又需牛膝、赤芍辈，以祛在经之积热，与秦桂丸中用厚朴、秦艽、白薇、沙参之意不殊。良工苦心，非深究其旨，何以获先哲立方之旨哉！但服此而得坤仪者多，良由纯属血药，血偏旺而气偏馁，是不能无阴胜之过，宜于方中增入人参一味，或等份，或倍加，随质而助阳和之力，鼓氤氲之气，为乾道之基，未始其为不可也。再详广嗣诸方，男子世称葆真丸，妇人首推秦桂丸，然服之有验有不验者，质之偏胜不同也。盖男子肾脏阳衰，妇人血海虚冷，则二方为专药。若男子体肥痰盛，精气不纯，妇人瘀积留着，子户不净，岂可纯以暖肾温经为事哉！又需炼真丸之大腹、茅术、金铃祛涤蕴湿，皱血丸之蓬术、牛膝、甘菊清解瘀热，为合剂耳，用方者审诸。（《张氏医通·卷十五·妇人门上》）

桂心茯苓丸 《金匮》

【组成】桂心　茯苓　牡丹皮　桃仁去皮尖, 熬　赤芍药等份

【用法】上五味，蜜丸，如兔屎大，每日食前服一丸；不知，加至三丸。

【主治】妊娠癥痼下血，胎动在于脐上。（《张氏医通·卷十五·妇人门上》）

胶艾汤

【组成】四物汤用干地黄，加阿胶、甘草、艾。

【用法】清酒和水各半煎服。

【主治】陷经下血，孕妇胎漏不止。

【备注】一方，多干姜。《千金》无地黄、芍药。(《张氏医通·卷十六》)

加味香附丸

【组成】四物汤本方用熟地八两，归、芍各四两，芎穷三两，加四制香附一斤，泽兰叶、乌贼骨各六两。

【用法】为末，用浮麦面、酒、醋、水调糊为丸，如绿豆大，每服百丸，早暮各一服，温酒、沸汤任下。

【主治】倒经自汗，胎漏下血。(《张氏医通·卷十六》)

干姜地黄散

【组成】干姜炮，一两　干地黄六两，切，焙

【用法】上二味，为散，酒服方寸匕，日三服。

【主治】妊娠漏胎下血。(《张氏医通·卷十五·妇人门上》)

琥珀黑龙丹 《局方》

【组成】五灵脂酒研，澄去砂　当归　川芎　干地黄　良姜各三两

【用法】上五味，入炀成罐内，盐泥封固，炭火煅通红，去火候冷研细，入下项药。

琥珀　百草霜　硫黄各三钱半　花蕊石煅　乳香各三钱

上五味，逐为细末。同前药和匀，米醋和丸，如弹子大，临服以炭火煅通红，投入生姜自然汁内，浸碎研化，以无灰酒入麝香少许，不时频服一口，加童子小便尤宜。

【主治】死胎胞衣不下，败血逆冲。(《张氏医通·卷十五·妇人门上》)

二味参苏饮

【组成】人参　苏木碎，各五钱

【用法】水煎，入童子小便热服。

【主治】恶露入胞，胀大不能出，及产后败血冲肺，喘满面赤。

【按语】大便溏泄者禁用。(《张氏医通·卷十五·妇人门上》)

独参汤

【组成】人参三钱至一两，大虚暴脱者，一两至三两

【主治】气虚不能统血，骤然脱血，血崩不止。

【加减】胃虚少食，加橘皮。肺虚喘嗽，加橘红。血脱，加童便半杯，姜汁三七。

【备注】一方，多京枣三枚。(《张氏医通·卷十六》)

芎藭汤 《千金》

【组成】四物汤换干地黄，加黄芪、甘草、干姜、吴茱萸。

【主治】产后崩漏，下血不止。

【加减】若夏月经后，有赤白不止，除地黄，加杜仲、人参。
(《张氏医通·卷十六》)

旋覆花汤 《金匮》

【组成】旋覆花三钱　葱五茎　新绛生用，尺许

【用法】上三味，水煎顿服。

【主治】虚风袭入膀胱，崩漏鲜血不止。

【按语】旋覆性专下气，兼葱则能散结祛风，佐以茧丝专补膀

胱，加以红蓝染就，深得《本经》散结气之旨。(《张氏医通·卷十五·妇人门上》)

防风丸

【组成】防风勿见火

【用法】为末，醋丸梧子大，空腹，葱白汤下二钱五分。

【主治】风入胞门，崩漏下血，色清淡者。(《张氏医通·卷十五·妇人门上》)

子芩丸

【组成】条黄芩酒炒

【用法】为末，酒丸梧子大，空腹，乌梅汤下三钱。

【主治】风热入犯肝经，崩漏下血，色稠紫者。(《张氏医通·卷十五·妇人门上》)

茯苓补心汤《千金》

【组成】茯苓六钱　桂枝三钱　甘草二钱　紫石英碎如米粒，一两　人参　麦门冬去心，各五钱　大枣四枚　赤小豆一合

【用法】水煮，日三服。

【主治】心气不足，善悲愁恚怒，衄血，面黄烦闷，五心烦热，独语不觉，妇人崩中面赤。(《张氏医通·卷十五·妇人门上》)

小牛角䚡散《千金》

【组成】牛角䚡一枚，烧令赤　鹿茸　禹余粮　当归　干姜　续断各三两　阿胶三两　乌骨　龙骨各一两　赤小豆六合

【用法】上十味，为散，空腹，温酒服方寸匕，日三服。

【主治】带下五崩下血，外实内虚之病。(《张氏医通·卷十

五·妇人门上》）

伏龙肝汤《千金》

【组成】伏龙肝如弹子大，七枚　生姜　生地黄各两半　甘草　艾叶　赤石脂　桂心各六钱

【用法】上七味，㕮咀，以水一斗，煮取三升，分四服，日三夜一。

【主治】劳伤冲任，崩中去血，赤白相兼，或如豆汁，脐腹冷痛，口干食少。（《张氏医通·卷十五·妇人门上》）

第八节　蓄血要方

小承气汤

【组成】大黄四钱，生用　厚朴六钱　枳实三枚，炙

【用法】初服汤当更衣，不尔者，尽饮之。若更衣，勿服之。

【主治】少阳阳明腑证。

【按语】经云：亢则害，承乃制。专取大黄以制亢极之害也。承气汤证有三：太阳之邪初传阳明之腑，用调胃承气，借甘草之缓，款留硝、黄，以祛胃中方张之邪；邪热亢极于胃，用大承气之硝、黄、枳、朴并攻全盛之邪，故无庸于甘缓也；邪气欲犯少阳之界，斯时热已向衰，但须枳、朴助大黄，以击惰归之邪，故无取于芒硝之峻锐也。其桃核承气，则又主太阳犯本之证，以桃仁、桂枝血药引调胃承气三味以破膀胱蓄血，与阳明之腑，略无交涉。（《张氏医通·卷十六》）

大黄甘遂汤《金匮》

【组成】承气汤去枳实、厚朴。本方大黄用四钱，加甘遂、阿

胶各二钱。

【用法】顿服之。

【主治】妇人血结，少腹如敦。(《张氏医通·卷十六》)

抵当汤

【组成】水蛭熬黑。如无，以鲅鲤甲生漆涂炙代之　虻虫去翅、足，熬，各三十枚　大黄酒浸，一两　桃仁去皮肉，三十枚

【用法】上四味，水煎去滓，取三升，温服一升，不下再服。

【主治】蓄血少腹硬满，小便自利。

【按语】此与承气不同，承气用枳实、厚朴以利气，此用水蛭、虻虫、桃仁以破血也。(《张氏医通·卷十六》)

抵当丸《玉函》

【组成】抵当汤本方用水蛭二十枚，虻虫二十五枚，余同汤方。

【用法】杵细入蜜，分为四丸，以水一升，煮一丸，取七合服之。时当下血，若不下者更服。

【主治】蓄血小便自利，服汤不应，用此丸。(《张氏医通·卷十六》)

下瘀血汤《金匮》

【组成】抵当汤去水蛭、虻虫，加䗪虫二十枚，熬，去足。

【主治】妇人产后腹痛，有干血着脐下。(《张氏医通·卷十六》)

代抵当汤丸

【组成】抵当汤去水蛭、虻虫，本方大黄用四两（酒浸），桃仁用二十枚，加芒硝、蓬术、穿山甲、归尾、生地黄各一两，肉桂三钱。

【用法】为末，蜜丸。蓄血在上部者，丸如芥子，黄昏去枕仰卧，以津咽之，令停喉以搜逐瘀积。在中部食远，下部空心，俱丸如梧子，百劳水煎汤下之。

【主治】虚人蓄血，宜此缓攻。

【加减】如血老成积，攻之不动，去归、地，倍蓬术、肉桂。

【按语】用归、地者，引诸药入血分也。（《张氏医通·卷十六》）

大黄䗪虫丸 《金匮》

【组成】大黄二钱半　黄芩二钱　甘草三钱　桃仁一合　杏仁一合　干地黄一两　芍药四钱　干漆煅令烟尽，一钱　虻虫一合　水蛭十枚，猪脂熬　蛴螬一合　䗪虫半合

【用法】上十二味，为末，蜜丸如小豆大，温酒服五十丸，日三服。

【主治】五劳虚极，羸瘦腹满，不能饮食，内有干血，肌肤甲错，两目黯黑，宜用此方，攻其恶血，然后补之。（《张氏医通·卷十三·虚损》）

琼玉膏

【组成】鲜地黄四十两　人参另为末　白茯苓另为末，各十两　沉香另研　琥珀另研，各半两

【用法】先以地黄熬膏，点纸上不渗，入人参、茯苓末，并入糖晶二十两，搅匀熔化，离火，再入琥珀、沉香和匀，瓷罐收藏，清晨午前，温酒服数匙，沸汤亦可。

【主治】虚劳干咳，喉中血腥，肠中隐痛。（《张氏医通·卷十三·虚损》）

四味鹿茸丸

【组成】鹿茸酥炙，另捣成泥　五味子　当归身各一两　熟地黄

二两

【用法】为细末，酒和丸，梧子大，每服四五十丸，空腹温酒送下。

【主治】肝肾督脉皆虚，咳嗽吐血，脉虚无力，上热下寒。（《张氏医通·卷十三·虚损》）

四乌贼骨一藘茹丸 《素问》

【组成】乌鲗骨四两，即乌贼骨　藘茹一两。本草作茹藘，即茜根

【用法】丸以雀卵，大如小豆，以五丸为后饭，饮以鲍鱼汁，利肠中及伤肝也。

【主治】气竭肝伤，脱血血枯，妇人血枯经闭，丈夫阴痿精伤。

【按语】《内经》之方不多见，仅仅数方，世都弃置不讲，况《甲乙》《太素》误作蘭茹，致王太仆亦作蘭茹性味训解，所以目睹其方，究竟不识为何物尔。尝考《本草》二味，并皆走血，故《内经》以之治气竭伤肝，血枯经闭等证。丸以雀卵，饮以鲍鱼汁者，取异类有情，以暖肾调肝，则虚中留结之干血，渐化黄水而下矣。后饭者，先药后饭，使药力下行也。惟金水二脏，阴虚阳扰，喘嗽失血，强中滑精者禁用。以其专主温散，而无涵养真阴之泽也。或问乌鲗、藘茹，俱蒐血之品，如何可治血枯经闭之疾？答曰：夫血枯经闭，非纯虚而经绝不行也，良由气竭肝伤，干血内结，以故营血不能内藏。如胸胁支满目眩，血结肝部也；闻腥臊妨于食，血结胃脘也；出清涕，胃气衰而浊逆清道也。凡崩淋胞痹诸证，若沃以汤，上为清涕，皆阳衰不能灌注精微，败残之液，悉化为涕，得汤气蒸而上走空窍也，是知血枯经闭，必以清理干血为首务，故《金匮》治五劳虚极赢瘦，内有干血，用大黄䗪虫丸。由此而推，胞痹精伤，亦必清理败浊为首务，盖大黄䗪虫丸，一派破瘀之味，较乌鲗藘茹丸之蒐血，猛竣百倍耳。又问雀卵以时而生，急需未可必得，奈何？答曰：大匠在乎绳墨，不拘物料，皆可成器，雀卵功专暖肾，如无，雀肉煮捣可代，鸡卵及肝亦可代。鸡属巽而肝主血

也，活法在人，可执一哉。(《张氏医通·卷十三·虚损》)

花蕊石散 《局方》

【组成】 花蕊石五两，碎。产硫黄山中，状如黄石，中有黄点如花之心，故名花蕊，近世皆以玲珑如花蕊者伪充，欲试真伪，煅过置血上，血即化水者真　硫黄二两

【用法】 上二味，同入炀成罐内，盐泥封固，煅一伏时，研如面，每用二钱，食远童便调服。

【主治】 气虚血凝，瘀积壅聚，胸膈作痛，宜用重剂竭之。

【按语】 妇人产后血逆血晕，胞衣不下，或子死腹中，俱宜服之，瘀血化为黄水，然后以独参汤调之。(《张氏医通·卷十三·虚损》)

犀角地黄汤 《千金》

【组成】 犀角　生地黄酒浸，另捣　牡丹皮　白芍等份

【用法】 上四味，水煎去滓，入地黄，再煎数沸，滤清服。

【主治】 伤寒温病，一应发汗而不得汗，内蓄血及鼻衄吐血不尽，内余瘀血，大便血，面黄，或中脘作痛。

【加减】 喜忘如狂，加大黄、黄芩；脉大来迟，腹不满而自言满者，加当归、肉桂；吐衄，加藕汁、扁柏、童便。(《张氏医通·卷十三·伤寒门》)

和血通经汤

【组成】 当归　熟地黄　苏木各一钱　三棱炮　广术炮　木香贯众　肉桂各八分　红花三分　血竭五分

【用法】 食前红酒煎服，忌酸醋生冷之物。

【主治】 妇人寒客胞门，月事不来，结为石瘕，及一切血结成

积。(《张氏医通·卷十三·积聚门》)

见睍丸

【组成】附子炮，去皮脐，四钱　鬼箭羽如无，鲮鲤甲代之；肥人痰闷，鬼白南星代之　紫石英各三钱，另飞　泽泻　肉桂勿见火　延胡索　木香各二钱　槟榔二钱五分　血竭一钱五分，另研　水蛭一钱。如无广术代之　桃仁三十粒，去皮尖，干漆灰拌炒，去漆灰　京三棱五钱，锉　大黄三钱，锉，用酒同三棱浸一宿，焙

【用法】上十三味，除血竭、桃仁外同为末，入另研二味和匀，红酒打糊，丸如桐子大，每服三十丸，淡醋汤下，食前温酒亦得。

【主治】寒气客于下焦，血气闭塞而成石瘕，腹中坚大，久不消者。

【加减】虚者，去水蛭、三棱，加人参一两，当归五钱；虚甚，用十全大补汤送下。(《张氏医通·卷十三·积聚门》)

沉香琥珀丸

【组成】琥珀另研　杏仁一作桃仁　苏木　赤茯苓　泽泻各五钱　葶苈隔纸焙　郁李仁去皮，各一两　沉香另研　陈皮　防己酒洗，各五钱　麝香一钱

【用法】蜜丸绿豆大，每服四五十丸，加至百丸，空心人参汤下。

【主治】血结小腹青紫筋绊，喘急胀痛。(《张氏医通·卷十三·水肿门》)

椒仁丸

【组成】椒仁炒　甘遂　续随子去皮。即千金子　附子炮　郁李仁去皮　黑牵牛头末　五灵脂酒研，去砂土　当归　吴茱萸拣净，汤泡，炒　延胡索各五钱　芫花醋炒，二钱　蚖青十枚，去翅足，糯米炒　胆矾

白砒各一钱　石膏三钱

【用法】为末，曲糊丸，豌豆大，每服一丸，空心橘皮汤下。

【主治】妇人先因经水断绝，后至四肢浮肿，小便不利，血化为水，名曰血分。(《张氏医通·卷十三·水肿门》)

人参丸

【组成】人参　当归　大黄酒蒸　瞿麦穗　赤芍药　赤茯苓　肉桂各二两　苦葶苈熬，一两

【用法】为末，炼白蜜丸，梧子大，每服十五丸，空腹米饮下。

【主治】月经不利，血化为水，四肢浮肿，亦曰血分。(《张氏医通·卷十三·水肿门》)

琥珀人参丸

【组成】人参　五灵脂各一两　琥珀　肉桂　附子生，各五钱　赤茯苓　川芎　沉香　穿山甲煅，各三钱

【用法】为末，浓煎苏木汁为丸，每服二钱，早暮温酒各一服。

【主治】血蛊。

【按语】此人参与五灵脂并用，最能浚血，血蛊之的方也。(《张氏医通·卷十三·水肿门》)

香壳散

【组成】香附姜汁炒，三钱　枳壳炒，二钱　青皮炒　陈皮　乌药　赤芍药　蓬术醋炒，各一钱　归尾三钱　红花五分　甘草炙二分，生三分

【用法】为散，每服四五钱，水煎去滓，加童便半盏，空心温服，更以桃核黑糖酒助之。

【主治】蓄血暴起，胸胁小腹作痛。

【加减】不应，加延胡索、穿山甲；有外风寒，加桂枝、羌活。(《张氏医通·卷十四·蓄血门》)

复元通气散

【组成】茴香炒，一两　穿山甲炮　延胡索　白牵牛　陈皮去白
甘草炙，各半两　木香七钱半，勿见火

【用法】为散，每服二钱，砂糖调温酒送下，日二服。

【主治】闪挫气血凝滞，腰胁引痛。（《张氏医通·卷十四·蓄
血门》）

复元活血汤

【组成】柴胡钱半　当归二钱　甘草炙，六分　穿山甲炮研，七分
大黄酒浸，三钱　桃仁五十枚，研　红花三分　天花粉五分

【用法】水二盏，酒一盏，煎至一盏，去滓热服，以利为度，
利后痛不止，三五日后痛尚不止，更作半剂与之。

【主治】从高坠下，恶血留于腹胁，痛不可忍。（《张氏医通·
卷十四·蓄血门》）

当归活血汤

【组成】当归三钱　赤芍酒洗　生地黄酒浸，别捣烂　桂心各一钱
半　桃仁二十粒，研　茯苓　枳壳　柴胡各八分　甘草五分　干姜炮，
四分　红花二分

【用法】上除生地，水煎去滓，入地黄再煎数沸，加陈酒服之。

【主治】挟血如见祟状。

【加减】不应，加穿山甲五分；又不应，加附子三分。有实热
难用附子者，须与大黄钱许同用。（《张氏医通·卷十四·蓄血门》）

浚血丸

【组成】人参　白术生　赤茯苓各一两　甘草炙，四钱　半夏曲七
钱，炒　浮石五钱，煅　牡丹皮五钱　当归身四钱　桃仁三钱，干漆并

炒，去漆　穿山甲三钱　桂三钱。病在胁下，用官桂；在少腹，用肉桂

【用法】为末，红曲糊丸，温酒下三钱。

【主治】肥人多年内伤，血蓄于胃，杂于痰涎，诸药不效者。

【加减】瘦人去半夏、浮石，加生地黄、蓬术，蜜丸服之。
（《张氏医通·卷十四·蓄血门》）

手拈散

【组成】延胡索　五灵脂酒研，澄定　草果仁　没药等份

【用法】为散，每服三钱，不拘时热酒调服，或用熬熟砂糖作丸，温酒送下七十丸。

【主治】中脘死血作痛，好饮热酒人多此。（《张氏医通·卷十四·心痛胃脘痛门》）

万应丸

【组成】黑牵牛头末　大黄　赤槟榔各一两　白雷丸醋炒　木香沉香各半两

【用法】上将牵牛一处为末，槟榔、雷丸、木香、大黄一处为末，沉香另自为末，以大皂荚、苦楝皮各四两，煎汁泛丸，如绿豆大，每服四五十丸至百丸，小儿量减，孕妇忌服。

【主治】腹中诸虫血积。（《张氏医通·卷十五·虫门》）

失笑散

【组成】五灵脂酒研，澄去砂　蒲黄筛净，生半，炒半，等份

【用法】为散，每服二钱半，酒煎入砂糖少许，和滓服，少顷再服。瘀结腹痛，经水反多，元气亏弱，药力不行者，用人参二三钱调服以击搏之。

【主治】妇人瘀结，少腹急痛。（《张氏医通·卷十五·妇人门上》）

朴硝荡胞汤《千金》

【组成】朴硝　牡丹　当归　大黄　桃仁生，各三铢　细辛　厚朴　桔梗　人参　赤芍药　茯苓　桂心　甘草　牛膝　橘皮各一铢　附子六铢　虻虫　水蛭各十枚

【用法】上十八味，咬咀，以清酒五升，水五升，合煮取三升，分四服，日三夜一，每服相去三时，更服如常。覆被取少汗，汗不出，冬日着火笼之，必下积血，及冷，赤脓如赤小豆汁，本为妇人子宫内有此恶物使然。或天阴脐下痛，或月水不调，为有冷血不受胎，若斟酌下尽，气力弱，大困不堪，更服，亦可二三服即止。如大闷不堪，可食酢饭冷浆，一口即止，然恐去恶物不尽，不大得药力，若能忍，服尽大好。

【主治】妇人立身已来全不产，及断绪久不产二三十年者。

【备注】如无水蛭，用鲮鲤甲以生漆涂炙脆代之。(《张氏医通·卷十五·妇人门上》)

第九节　痘疮血证要方

圣愈汤

【组成】保元汤去甘草，加生地黄、熟地黄、川芎、当归。
【主治】失血过多，久疮溃脓。(《张氏医通·卷十六》)

托里散《千金》

【组成】保元汤加川芎、当归、肉桂、白芷、防风、桔梗、白芍、天冬、连翘、忍冬、生姜。
【主治】气血虚寒，溃疡不收。(《张氏医通·卷十六》)

生肌散

【组成】黄连　黄柏　甘草　五倍子　地骨皮等份

【用法】为散，干掺疮上。

【主治】疳蚀不敛，脓血杂流。(《张氏医通·卷十五·婴儿门下》)

第十节　血瘀证要方

龙齿清魂散

【组成】龙齿醋煅　远志甘草汤泡，去骨　人参　归身各半两　茯神　麦冬去心　桂心　甘草炙，各三钱　延胡索一两　细辛钱半

【用法】为散，每服四五钱，姜三片，红枣一枚，水煎，日再服。

【主治】心虚挟血，振悸不宁，产后败血冲心，笑哭如狂。

【按语】此即平补正心丹去枣仁、柏仁、菖蒲、生地、山药、五味、朱砂，加延胡、细辛、甘草。(《张氏医通·卷十四·颤振门》)

小乌沉汤《局方》

【组成】香附童便浸，杵，三钱　甘草炙，一钱　乌梅钱半

【用法】上三味，水煎，即用药汁磨沉香五分，入盐一字，热服。

【主治】血气不调，心中刺痛。

【按语】上三味，在妇科名抑气散，合四物，即四乌汤，乃《局方》乌沉汤之变法，方中去参、姜而易香附。其破气之力虽峻，而功力稍逊，故以小字加之，立方之意微矣。(《张氏医通·卷十四·衄血门》)

九痛丸《金匮》

【组成】附子三两，炮　生狼牙炙香。即狼毒芽　人参　吴茱萸开口者，泡七次　干姜生，各一两　巴豆熬，杵净，一钱

【用法】上六味为末，炼白蜜丸梧子大，温酒送下，强人三丸，弱者二丸，日三服。

【主治】九种心痛。兼治卒中恶腹胀痛，口不能言，又治连年积冷流注心胸痛，并冷冲上气，落马坠车血疾等皆主之。

【按语】忌口如常法。喻嘉言曰：九种心疼，乃客邪之剧证，即肾邪乘心，脚气冲心之别名也。痛久血瘀，阴邪搏结，温散药中，加生狼牙、巴豆、吴茱萸，驱之从阴窍而出，以其邪据胸中，结成坚垒，非捣其巢，邪终不出耳。（《张氏医通·卷十四·心痛胃脘痛门》）

三痹汤改定

【组成】人参　黄芪酒炒　白术　当归　川芎　白芍　茯苓各一钱　甘草炙　桂心　防己　防风　乌头炮，各五分　细辛　生姜三片　红枣二枚

【用法】水煎，不拘时，热服。

【主治】风寒湿气合病，气血凝滞，手足拘挛。

【按语】此方合保元、四君、内补建中、防己黄芪、防己茯苓汤、《千金》防己汤等方，但加防风以搜气分之风，川芎以搜血分之风，细辛以搜骨髓之风，于原方中削去生地、牛膝、杜仲、续断、秦艽、独活，增入防己、白术、乌头以祛除风湿，则参附、芪附、术附、桂附、真武等法，俱在其中。彼用附子之雄以播真阳，此借乌头之烈以祛痹着，盖杂合之气，须杂合之方，方为合剂。第恐地黄、牛膝辈阴柔之药，难振迅扫之威，是不得不稍为裁酌，用方者，毋以擅改成方为妄也。（《张氏医通·卷十四·腰痛门》）

川芎肉桂汤

【组成】羌活钱半　柴胡　川芎　当归梢　甘草　肉桂　苍术各一钱　独活　防风各五分　汉防己酒洗，三分　桃仁七个，研

【用法】水酒各一升，煎八合，食远热服。

【主治】宿于寒湿地，血凝腰胁痛，不能转侧。（《张氏医通·卷十四·腿痛门》）

滑石白鱼散《金匮》

【组成】益元散去甘草，加乱发（烧）、白鱼（炙）。

【用法】等份为散，饮服方寸匕，日三服。

【主治】消渴小便不利，小腹胀痛有瘀血。（《张氏医通·卷十六》）

加减四物汤

【组成】四物汤换赤芍加三棱、蓬术、肉桂、干漆灰。

【主治】停经血滞，少腹结痛。（《张氏医通·卷十六》）

四乌汤

【组成】四物汤加乌药、香附、甘草。

【主治】血中气滞，小腹急痛。（《张氏医通·卷十六》）

大黄当归散

【组成】大黄酒蒸　黄芩酒炒，各一两　红花三钱　苏木屑　当归　栀子酒炒　木贼各五钱

【用法】为散，每服四钱，水煎，食后服。

【主治】眼壅肿，瘀血凝滞不散，攻脉见翳。（《张氏医通·卷十五·目门》）

黄芪桂枝五物汤《金匮》

【组成】桂枝汤去甘草，加黄芪等份。

【主治】血痹，身体不仁，如风状。

【备注】《千金》桂枝易桂心，加人参名黄芪汤。（《张氏医通·卷十六》）

至宝丹《局方》

【组成】生乌犀角镑　朱砂研，水飞　雄黄研，水飞　生玳瑁镑　琥珀勿见火，研，各一两　麝香研　龙脑研，各一钱　金银箔各五十片　西牛黄研，半两　安息香以无灰酒飞过，滤去沙土，约取净一两，微火熬成膏。如无，以苏合香油代之

【用法】上将犀玳为细末，入余药研匀，将安息膏重汤煮后，入诸药和搜成剂，分作百丸，蜡护。临服剖用，参汤调化二丸。卒中，山岚瘴气，及产后恶血攻心，童便入姜汁化服。

【主治】诸中卒倒，痰饮血气俱闭，寒热交错者。（《张氏医通·卷十三·中风门》）

舒筋三圣散

【组成】当归　肉桂　延胡索等份

【用法】为散，每服五钱，水煎去滓，早暮各一服。

【主治】口眼㖞斜，左急右缓，血脉受邪者。（《张氏医通·卷十三·中风门》）

宣明丸

【组成】赤芍　当归　大黄酒蒸　黄芩各二两　生地黄三两　黄连　川芎　薄荷各一两

【用法】蜜丸梧子大，每服五十丸，食后米饮服。

【主治】瘀血灌睛，赤肿涩痛。(《张氏医通·卷十五·目门》)

桃仁汤《千金》

【组成】桃仁　䗪虫各三十枚　荆芥半两　大黄　芎穷各三两　当归　桂心　甘草各二两　蒲黄五两

【用法】上九味，水煮取三升，分三服。

【主治】从高堕下，腹中瘀血满痛。(《张氏医通·卷十四·跌扑门》)

当归导气散

【组成】大黄酒浸，一两　当归三钱　麝香三分

【用法】为散，每服三钱，热酒调，日三夜一服。

【主治】跌扑瘀血内壅，喘急便秘。(《张氏医通·卷十四·跌扑门》)

紫金丹

【组成】琥珀屑　降真香末　血竭等份

【用法】为极细末，敷伤处。

【主治】金疮出血不止，敷此无瘢痕。(《张氏医通·卷十四·跌扑门》)

第十一节　血虚证要方

四神散

【组成】四物汤去地黄加炮姜。

【用法】为散，温酒服方寸匕。

【主治】产后血虚，或瘀血腹痛。(《张氏医通·卷十六》)

严氏清魂散

【组成】人参 川芎各一两 荆芥穗二两 泽兰叶 甘草炙，各八钱

【用法】为散，沸汤、温酒各半盏，调服二钱，童便尤良。

【主治】产后气虚血晕。（《张氏医通·卷十五·妇人门下》）

辰砂七珍散

【组成】人参 菖蒲各一两 川芎七钱半 细辛二钱半 防风四钱 甘草炙，三钱半。一作生地 辰砂水飞，三钱

【用法】为散，每服三钱，薄荷汤调服。肥人，加半夏、茯神、僵蚕；瘦人，加当归、蝎尾、钩藤。

【主治】产后血虚不语。（《张氏医通·卷十五·妇人门上》）

调经散 《局方》

【组成】赤芍药 没药别研 桂心 琥珀别研 当归各一两 麝香别研 细辛去苗，各半钱

【用法】上七味，为末和匀，每服一钱，温酒入生姜汁少许服。

【主治】产后败血乘虚停积于五脏，循经流入于四肢，留滞日深，腐坏如水，渐致身体面目浮肿，或因产败血上干于心，心不受触，致心烦躁，卧起不安，如见鬼神，言语颠倒，并宜服之。

【按语】大抵产后虚浮，医人不识，便作水气治之。凡治水气，多以导水药，极是虚人。夫产后既虚，又以药虚之，是谓重虚，往往因致枉夭，但服此药，血行肿消即愈。（《张氏医通·卷十五·妇人门上》）

当归六黄汤

【组成】三黄汤去大黄，加黄柏、黄连、生地黄、熟地黄、

当归。

【主治】营血虚热盗汗。

【备注】汪石山去黄柏，加蒲黄。（《张氏医通·卷十六》）

平补正心丹《局方》

【组成】龙齿煅通红醋淬，水飞净，一两，形如笔架，处理如石，中白如粉，舐之粘舌者真　远志甘草汤泡，去骨　人参各一两　茯神　酸枣仁炒，各两半　柏子仁　归身　石菖蒲各一两　生地二两。一作熟地　肉桂一两，不见火　山药两半　五味子半两　麦门冬去心，两半　朱砂另研，水飞净，半两

【用法】上十四味，为末，炼白蜜丸，梧子大，朱砂为衣，每服三五十丸，米汤、参汤、龙眼汤、醇酒任下，空心临卧各一服。

【主治】心血虚少，惊悸颤振，夜卧不宁。（《张氏医通·卷十四·颤振门》）

固本丸

【组成】二冬膏加生、熟地黄，与本方二冬各八两，人参四两。

【用法】蜜丸，酒下四钱，熬膏尤宜。食少便滑者禁用。

【主治】老人津血俱亏，咳逆便秘。

【按语】固本丸虽主扶阴抑阳，然四味纯阴之性，仅用少许人参，已觉味胜于气矣，而世本此方二冬二地各用八两，人参二两，几几乎群阴剥阳之象。况复举世医流，往往削去人参，盍知阴柔之味，不得阳和之力。每致夺食作泻，《内经》所谓无阳则阴无以化，安望其有补益之验欤？或问近世病家吝惜多金，医家迎合鄙性，往往用参汤服丸，此法可否？曰：此曲突徙薪之法也。鄙夫但知人参珍贵，以为入口便补，不知配合之妙，全在佐使得宜。若用参汤送丸，则参力先行，至丸化时参力相去已远，非若膏剂之用参汤调服，仍得并力奏功也。（《张氏医通·卷十六》）

集灵膏

【组成】固本丸中二冬、二地各十两，人参六两，加枸杞六两。

【用法】熬膏蜜收。

【主治】久嗽气血俱虚，不能送痰而出。

【加减】如血虚便难，加归身；脾弱便溏，加白术，以糖霜代蜜收之。（《张氏医通·卷十六》）

三才丸

【组成】二冬膏去麦门冬，加人参、熟地，等份。

【用法】蜜丸服之。

【主治】气血俱虚，精神不固，元阳失合者宜之。

【按语】加黄柏、甘草、砂仁，名三才封髓丹。（《张氏医通·卷十六》）

十全大补汤 《局方》

【组成】保元汤加白术、茯苓、熟地、当归、川芎、白芍、肉桂、姜、枣。

【主治】营卫气血俱虚。

【按语】和剂十全大补，虽本保元，而实四君、四物、黄芪建中三方合成。因饮食劳倦，而致烦热，肌肉消瘦者宜之。若房劳伤精，思虑伤神，阴虚火旺，咳嗽失血者误用，反致阴火上乘，转增其剧也。又古方十全大补无黄芪、肉桂，多沉香、木香，此则专开脾胃之郁尔。（《张氏医通·卷十六》）

当归补血汤

【组成】保元汤去人参、甘草，用黄芪六钱，加当归二钱。

【主治】血虚至夜发热，烦渴引饮，其脉洪大而虚，重按全无者。(《张氏医通·卷十六》)

保元汤

【组成】黄芪_{蜜酒炙，三钱至六钱}　人参_{三钱至一两}　甘草_{炙，一钱}

【用法】水煎，空心服。

【主治】营卫气血不足。(《张氏医通·卷十六》)

生地黄黄连汤

【组成】四物汤换生地、赤芍加黄连、黄芩、山栀、防风。

【主治】失血后，燥热瘕疬，脉数盛者。(《张氏医通·卷十六》)

滋燥养营汤

【组成】四物汤去川芎，加生地黄、秦艽、防风、黄连、甘草。

【主治】血燥皮肤皴揭，筋挛爪枯。(《张氏医通·卷十六》)

大补地黄丸

【组成】四物汤去川芎，加生地、黑参、黄柏、知母、干山药、山茱萸、枸杞、肉苁蓉。

【用法】蜜丸，每服六七十丸，空心盐汤，临卧温酒下。

【主治】精血枯槁燥热。(《张氏医通·卷十六》)

加味四物汤

【组成】四物汤加白术、茯苓、柴胡、丹皮。

【主治】血虚发热。(《张氏医通·卷十六》)

解毒汤

【组成】四物汤换生地，加人参、连翘、黄连、甘草、陈皮、木通、竹叶。

【主治】痘疮血气弱，干焦黑陷。(《张氏医通·卷十六》)

三黄补血汤

【组成】四物汤加生地黄、黄芪、升麻、柴胡、丹皮。

【主治】血虚至夜发热自汗。(《张氏医通·卷十六》)

四物二连汤

【组成】四物汤加宣黄连、胡黄连。

【主治】重阳无阴，昼夜发热。

【按语】此本为重阳无阴，昼夜发热而立，必其人时火亢极于阴分，乃为相宜，以阳邪暴虐，故曰重阳；阴欲消亡，是即无阴，非真阴补虚之谓。盖阳全阴半，阳得以统阴，所以昼夜皆热。若阴气自病，断无上午阳分发热之理，每见时师用以治虚劳蒸热及血虚发热之疾，服之未有不呕泻夺食者，曷知方下原治发热，未尝言蒸热也。夫热发于外，虽滞于阴，实为客邪；热蒸于内，阴不济阳，证属久虚，可不辨而混治乎？其阴虚蒸热，自有六味地黄；血虚发热，自有当归补血，亦何借于此哉！(《张氏医通·卷十六》)

增损四物汤 《局方》

【组成】四物汤去地黄，加人参、甘草、炮姜。

【主治】血虚发热，食少便溏。(《张氏医通·卷十六》)

内补当归建中汤 《玉函》

【组成】桂枝汤桂枝易肉桂，加当归二钱，胶饴六钱。

【用法】产后一月服四五剂，令人强壮。

【主治】产后血虚，虚羸不足，腹中刺痛，少腹中急，或感寒发热。

【加减】崩伤内衄不止，加地黄六钱，阿胶二钱。（《张氏医通·卷十六》）

还少丹

【组成】厚杜仲_{盐水炒} 川牛膝_{酒浸焙} 巴戟天肉 山茱萸肉 肉苁蓉_{酒浸，去腐} 白茯苓_{各二两} 远志肉_{甘草制} 五味子 楮实子各二两 干山药 枸杞子 熟地黄_{各四两} 石菖蒲 茴香_{盐水炒，各一两}

【用法】炼白蜜同红枣肉为丸，梧子大，每服五七十丸，清晨盐汤，卧时温酒送下。

【主治】老人心、脾、肾三经，精血不足，精髓不固。

【加减】精滑，去牛膝加续断二两，即打老儿丸。（《张氏医通·卷十四·遗精门》）

第十二节　血热证要方

玉烛散

【组成】四物汤换生地黄，加生甘草、酒大黄、玄明粉、生姜。

【主治】血热大便秘结。

【备注】万全方无大黄、明粉，易青皮、枳壳。（《张氏医通·卷十六》）

四顺清凉饮

【组成】当归 赤芍 甘草 大黄_{酒蒸，各一钱五分}

【用法】水煎，入生白蜜一匕，热服。

【主治】血热，便秘，脉实者。

【按语】清凉饮治上焦之燥热，故用薄荷之辛散；四顺饮主下焦之燥结，故用大黄之苦寒，功用天渊。

【备注】一名四顺饮。(《张氏医通·卷十三·燥门》)

润肠丸

【组成】麻仁 桃仁另研，各一两 羌活 当归各半两 大黄绿矾水浸，湿纸裹煨，半两 皂角仁 秦艽各半两。一作防风

【用法】除二仁另研外，为细末，蜜丸梧子大，每服五十丸，食前温酒下。

【主治】大肠风热血秘。

【备注】本方加郁李仁、防风，名润燥丸。(《张氏医通·卷十三·燥门》)

柴胡四物汤

【组成】小柴胡汤合四物汤。

【主治】妇人经行感冒，热入血室。(《张氏医通·卷十六》)

紫草消毒饮

【组成】紫草 连翘 鼠黏子各一钱 荆芥七分 甘草 山豆根各五分

【用法】水煎，不时温服。

【主治】痘疹，血热，咽痛。(《张氏医通·卷十五·婴儿门下》)

当归丸

【组成】当归五钱 黄连二钱 大黄酒蒸，三钱 紫草三钱 甘草一钱

【用法】先取当归、紫草熬成膏，以三味为细末，膏和为丸，弹子大，每用一丸，水煎三五沸，和滓服之。不下再服，以利为度。

【主治】热入血分，大便秘结三五日不通。(《张氏医通·卷十五·婴儿门下》)

第十三节　邪入血分要方

参归三圣散

【组成】舒筋三圣散去延胡索加人参。

【主治】风中血脉，左半肢废，口目左歪。

【按语】风中血脉，急需流布营气，营行脉中，便不当泛用风药，所谓血行风自灭也。至于左半肢废，气血不能营运，延胡耗血，胡敢轻试！必借人参引领当归、肉桂，何虑虚风之不散乎？(《张氏医通·卷十三·中风门》)

乌沉汤 《局方》

【组成】天台乌药　沉香　人参各一两　甘草炒，五钱

【用法】上四味为末，每服半两，入生姜三片，煎成入食盐一字，热服。

【主治】一切冷气，及妇人血气攻击，心腹撮痛。(《张氏医通·卷十三·气门》)

沉香降气散 《局方》

【组成】沉香四钱　甘草炙，八钱　砂仁炒，四钱　香附童便浸，去外皮，微炒，二两

【用法】上四味为散，每服二钱，入盐一字，沸汤调服。(《张氏医通·卷十三·气门》)

【主治】一切气滞。胸膈不舒，妇人经癸不调，少腹刺痛。

选奇汤

【组成】羌活_{钱半}　防风_{一钱}　黄芩_{酒炒，钱半}　甘草_{炙，一钱}
生姜_{一片}

【用法】水煎去滓，食后稍热缓缓服之。

【主治】风火相煽，眉棱骨痛。

【加减】冬月，去黄芩加香豉三钱，葱白二茎。如痛连鱼尾为血虚，加黄芪三钱，当归一钱；日晡发热为血热，加白芍一钱五分；目赤，加菊花；鼻塞，加细辛；夏月近火痛剧为伏火，加石膏三钱；头风疼热不止，加石膏、麻黄，不应，属血病也，加川芎、芽茶。

【按语】羌活、甘草之辛甘发散，仅可治风，未能散火，得黄芩以协济之，乃分解之良法也。黄芩虽苦寒，专走肌表，所以表药中靡不用之，观仲景黄芩汤、柴胡汤，及奉议阳旦汤可知。（《张氏医通·卷十四·头痛门》）

再造散

【组成】郁金_{五钱，如无真者，赤槟榔代之}　大黄_{皂荚煎，酒煨，一两}
大皂角刺_{炒，五钱}　白牵牛_{取头末净，六钱，生炒各半}

【用法】为散，分五服。五更时以无灰酒调服，服后当下恶物。禁一切厚味发毒动风物，及盐酱糟醋椒姜麸面等。

【主治】大风恶疾，营血受病，先起于足者。（《张氏医通·卷十四·疠风门》）

第一节　清热凉血要药

牡丹皮

苦辛平，无毒。

【发明】牡丹皮入手足少阴、厥阴，治血中伏火，故相火胜肾、无汗骨蒸为专药。《本经》主寒热中风瘛疭、惊痫等证，以其味辛气窜，能开发陷伏之邪外散。惟自汗多者勿用，为能走泄津液也。痘疹初起勿用，为其性专散血，不无根脚散阔之虑。王安道云：志不足者，足少阴病也。故仲景肾气凡用之。后人惟知黄芪治相火，不知丹皮之功更胜也。又癥坚瘀血留舍肠胃五脏，及阴虚吐血衄血必用之药，以能行瘀血而又能安好血，有破积生新、引血归经之功，故犀角地黄汤用之。凡妇人血崩及经行过期不净，属虚寒者，禁用。（《本经逢原·卷二·芳草部》）

紫草

甘咸寒，无毒。

【发明】紫草入心包络及肝经血分，其功专于凉血活血，利大小肠，故痘疹欲出未出，血热毒盛，大便闭涩，色干枯，而毒不得越者宜之。已出而紫黑便闭者亦可用。盖紫草凉血，血凉则毒出。世俗误以为宣发之药，非也。若已出而色红活者不宜，或白陷，及大小便利者忌之。《本经》言治心腹邪气、五疸者，乃活血利窍之义，发痘即活血利窍之大端也。言补中益气者，营血和，则中气受益矣。(《本经逢原·卷一·山草部》)

地榆

苦涩微寒，无毒。

【发明】地榆入足厥阴，兼行手足阳明，体沉而降，善入下焦理血。《本经》主乳产痉痛，七伤带下五漏者，是指去血过多，肝风内生之象。又云止汗止痛，除恶肉，疗金疮者，以其能和血也。若气虚下陷而崩带，及久痢脓血瘀晦不鲜者，又为切禁。性能伤胃，误服多致口噤不食。又诸疮痛者，加地榆。痒者，加黄芩，以其能散血热也。烧灰，香油调，敷火烫，乃借火气引散血中之火毒耳。梢专行血，不可混用。(《本经逢原·卷一·山草部》)

白茅根

甘寒，无毒。

【发明】甘寒能降除伏热，利小便，止渴。治伤寒呃逆、喘哕，吐衄，便溺诸血。治黄疸，水肿，胃反上气，五淋疼热，及痘疮干紫不起，但呕吐衄亦有因于寒者，即非所宜。《本经》主治劳伤虚羸者，以甘寒能滋虚热，而无伤犯胃气之虞也。补中益气，胃热去而中气复，是指客邪入伤中州，渐成虚羸而言，非劳伤本病所宜。昔人考本草功用，言白茅根与百脉根相类。今肃州不行岁贡，百脉根无从可得，而止渴去热之用，白茅根裕如也。其茅花甘温，色白轻虚，力能上升入肺散热止衄。屋上败茅，研敷斑疮湿烂，取其收湿之力也。(《本经逢原·卷一·山草部》)

槐花

苦寒，无毒。

【发明】 槐花苦凉，阳明、厥阴血分药也。故大小便血，及目赤肿痛皆用之。目得血而能视，赤肿乃血热之病也。肠血痔血同柏叶微炒为末，乌梅汤服。肠风脏毒，淘净炒香为末。肠风，荆芥汤服，脏毒蘸猪脏日日服之。但性纯阴，阴寒无实火禁用。（《本经逢原·卷三·乔木部》）

羚羊角

咸寒，无毒。

《本经》主明目，益气起阴，去恶血注下。

【发明】 恶血注下蛊毒疝痛，疮肿瘰疬，产后血气，而羚羊角能散之。湿热留滞，阳气不振，阴气衰痿，而羚羊角能起之。烦悗气逆，噎塞不通，郁为寒热，而羚羊角能降之。详《本经》所主皆取散厥阴血结耳。愚按：诸角皆能入肝，散血解毒，而犀角为之首推，以其专食百草之毒，兼走阳明，力能祛之外出也。故痘疮之血热毒盛者，为之必需。若痘疮之毒并在气分，而正面稠密不能起发者，又须羚羊角以分解其势，使恶血流于他处，此非犀角之所能也，人但知羚羊角能消目翳，定惊痫，而散痘疮恶血之功，人所共昧。（《本经逢原·卷四·兽部》）

白头翁

苦微寒，无毒。

【发明】 白头翁味苦微寒，入手足阳明血分。《本经》言苦温者，传写之误也。其治温疟狂狷寒热等症，皆少阳、阳明热邪固结之病，结散则积血去，而腹痛止矣。《别录》止鼻衄，弘景止毒痢，亦是热毒入伤血分之候，仲景治热痢下重，有白头翁汤。盖肾欲坚，急食苦以坚之，痢则下焦虚，故以纯苦之剂坚之。男子阴疝偏坠，小儿头秃、鼻衄，及热毒下痢紫血、鲜血，用此并效。但胃虚，大便完谷不化，痢久下稀淡血水者勿服，以其苦寒降泄也。（《本经逢原·卷一·山草部》）

第二节 行气活血要药

川芎

辛温，无毒。

【发明】芎，辛温，上升入肝经，行冲脉，血中理气药也。故《本经》治中风入脑，头痛等证，取其辛散血分诸邪也。好古言：搜肝气，补肝血，润肝燥，补风虚。又治一切风气、血气及面上游风，目疾多泪，上行头目，下行血海，故四物汤用之者，皆搜肝经之风。治少阳、厥阴头痛，及血虚头痛之圣药。助清阳之气，去湿气在头，头痛必用之药。血痢已通而痛不止，乃阴亏气郁，药中加芎，气行血调，其痛立止。（《本经逢原·卷二·芳草部》）

枸骨

微苦甘平，无毒。

【发明】允为活血散瘀、坚强筋骨之专药，又为填补髓脏、固敛精血之要品，仅见丹方，不入汤丸。古方惟浸酒补腰脚令健，枝叶烧灰淋汁，或煎膏涂白癜风。今方士每用数斤去刺，入红枣二三斤熬膏蜜收，治劳伤失血、痿软，往往获效，以其能调养血气而无伤中之患也。（《本经逢原·卷三·灌木部》）

降真香

辛温无毒。禁用火焙。

【发明】降真香色赤入血分而下降，故内服能行血破滞，外涂可止血定痛。刃伤用紫金散，即降真香用磁瓦刮下，和血竭研末是也。又虚损吐红，色瘀昧不鲜者，宜加用之，其功与花蕊石散不殊。血热妄行色紫浓厚，脉实便秘者禁用。(《本经逢原·卷三·香木部》)

月季花

甘温，无毒。

【发明】月季花为活血之良药。(《本经逢原·卷二·蔓草部》)

爵床

咸寒，无毒。

【发明】爵床善通血脉。苏恭言：疗血胀下气，杖疮，捣汁涂之立瘥。观《本经》诸品，不出活血舒筋之用也。(《本经逢原·卷二·芳草部》)

延胡索

苦辛温，无毒。

【发明】延胡索色黄入脾胃，能活血止痛，治小便溺血。得五灵脂同入肝经散血破滞。《炮炙论》曰：心痛欲死，急觅延胡，以其能散胃脘气血滞痛也。概当归、芍药调腹中血虚痛，延胡、五灵治胸腹血滞痛。又延胡善行血中气滞，气中血滞，与当归、桂心治一身上下诸痛，及经癸不调，产后血病，往往独行多功，杂他药中便缓。按：延胡走而不守，惟有瘀滞者宜之，若经事先期，虚而崩漏，产后血虚而晕，咸非所宜。(《本经逢原·卷一·山草部》)

马鞭草

苦微寒，无毒。

【发明】马鞭草色赤，入肝经血分，故治妇人血气腹胀，月经不匀。通经散瘕，治金疮行血活血。惟阴血虚而胃弱者勿服。(《本经逢原·卷二·隰草部》)

黄明胶

甘平，无毒。

【发明】明胶治吐血，衄血，下血，血淋，血痢，妊娠胎动下血，风湿走注疼痛，打扑伤，汤火伤，一切痈疽肿毒，活血止痛润燥，利大小肠，皆取其有滋益之功，无滑利之患。(《本经逢原·卷四·兽部》)

枳壳

辛苦平，无毒。

【发明】枳壳主高，枳实主下；高者主气，下者主血。故壳主胸膈皮毛之病，《本经》所治大风在皮肤中如麻豆苦痒，除寒热结，是指表病而言；实主脾胃心腹之病，《本经》所谓止痢长肌肉，利五脏，益气轻身，是指里病而言，凡人脏腑清利，则气自益、身自轻矣。详枳壳、枳实皆能利气，气下则痰喘止，气行则痞胀消，气通则刺痛已，气利则后重除也。仲景治胸胁痞满，以枳实为要药。诸方治下血痔痢，大肠秘塞，里急后重，又以枳壳为通利，则枳实不独治下，枳壳不独治高也。然枳实性沉兼能入肝脾血分，而消食积痰气瘀血，有冲墙倒壁之喻。(《本经逢原·卷三·灌木部》)

乳香

又名熏陆香。苦辛微温，无毒。

【发明】乳香香窜能入心经，活血定痛，故为痈疽疮疡要药，诸痛痒疮皆属心火也。产科诸方多用之，亦取其活血调血之功耳。凡人筋不伸者，熏洗敷药，宜加乳香，其性能伸筋也。疮疽溃后勿

服，脓多勿敷，胃弱勿用。(《本经逢原·卷三·香木部》)

没药

苦平，无毒。

修治与乳香同。

【发明】乳香活血，没药散血，皆能止痛消肿生肌，故二药每每相兼为用。凡刃伤打损坠马，并宜热酒调服。若妊妇胎气不安勿用，产后恶露去多，腹中虚痛，痛疽已溃而痛，及筋骨胸腹诸痛，若不因瘀血者，皆不可服。(《本经逢原·卷三·香木部》)

第三节　破血散血要药

紫荆皮

苦平，无毒。

【发明】紫荆，木之精也，入手足厥阴血分。能破宿血，下五淋，通小肠，解诸毒。治伤寒赤膈黄耳，活血消肿，为杖疮必用之药。(《本经逢原·卷三·灌木部》)

牛膝

苦酸平，无毒。

【发明】得酒蒸则能养筋，生用则去恶血。其治腰膝痛不可屈伸足痿之病，非取其养血营筋之力软。其治痈肿恶疮、金疮折伤、尿血淋痛、妇人经秘不通，非取其活血破瘀之力软。《外台》以生牛膝一味浓煎，治积久劳疟；《肘后》以二斤浸酒治卒暴癥疾，延年；以之同葵子煎服，下胞衣；《卫生》以之捣罨折伤；《梅师》以之捣涂金疮；《千金》以之捣敷毒肿；《集验》以之通利溺闭，皆取其性滑利窍、消血解毒之功。虽强阴强筋，而气虚下陷，大便易泄，梦泄遗精，妊娠崩漏，俱禁用。惟川产者，气味形质与续断仿佛，庶无精滑之虞。盖肾司闭藏，肝司疏泄，此味专司疏泄，而无固热之功。世俗妄谓益肾，而培养下元药中往往用之，与延盗入室何异？其土牛膝亦能解毒利窍，专治血鼓，一味浓煎，恣意服之。（《本经逢原·卷二·隰草部》）

紫参

苦辛寒，无毒。

【发明】紫参入足厥阴兼入足太阳、阳明血分，故治诸血病，及寒热血痢，痈肿积块，即《本经》治心腹积聚，寒热邪气之谓。瘀血去，则九窍利，而二便通矣。古方治妇人肠覃，乌喙丸中用牡蒙，即紫参也。仲景治下痢、肺痛，用紫参汤，取其散积血也。（《本经逢原·卷一·山草部》）

五灵脂

苦酸寒，小毒。生用则破血，炒用则和血。

【发明】同蒲黄名失笑散，治一切心胸腹胁少腹诸痛，及产后结血、血崩，目中生翳，往来不定，其性入肝，散血最速。（《本经逢原·卷四·禽部》）

水蛭

咸苦平，有毒。

《本经》逐恶血瘀血月闭，破血瘕积聚，无子，利水道。

【发明】咸走血，苦胜血，水蛭之咸苦以除蓄血，乃肝经血分药，故能通肝经聚血，攻一切恶血坚积。《本经》言无子，是言因血瘕积聚而无子也。（《本经逢原·卷四·虫部》）

茜草

苦辛微温，无毒。

【发明】茜根色赤而性温，味苦而带辛，色赤入营，性温行滞，味辛入肝，手足厥阴血分药也。《本经》又以治寒湿风痹黄瘅者，是湿热之邪痹着营分，用以清理邪湿则脾胃健运，寒湿风痹无所留着而黄瘅自除矣。其治女子经水不通甚效。详《素问》四乌贼一蘆茹丸，治妇人脱血、血枯。《千金翼》治内崩下血，皆取以散经中瘀积也。病患虽见血证，若泄泻饮食不进者勿服。（《本经逢原·卷二·蔓草部》）

赤芍药

酸苦微寒，无毒。

《本经》除血痹，破坚积，寒热疝瘕，止痛，利小便。

【发明】赤芍药性专下气，故止痛不减当归。苏恭以为赤者利小便、下气，白者止痛和血，端不出《本经》除血痹，破坚积，止痛，利小便之旨。其主寒热疝瘕者，善行血中之滞也，故有瘀血留着作痛者宜之，非若白者酸寒收敛也。其治血痹，利小便之功，赤、白皆得应用。要在配合之神，乃着奇绩耳。（《本经逢原·卷二·芳草部》）

虻虫

即蜚虻，苦微寒，有毒。

《本经》逐瘀血，破血积坚痞，癥瘕寒热，通利血脉九窍。

【发明】虻食血而治血，因其性而为用，肝经血分药也。《本经》治癥瘕寒热，是因癥瘕而发寒热，与蜣螂治腹胀寒热不殊。仲景抵当汤、丸，水蛭、虻虫虽当并用，二物之纯阴悬殊。其治经闭，用四物加蜚虻作丸服甚良，以破瘀血而不伤血也。苦走血，血结不行者，以苦攻之，其性虽缓，亦能堕胎。（《本经逢原·卷四·虫部》）

泽兰

苦甘微温，无毒。

【发明】泽兰入足太阴、厥阴血分，专治产后血败流于腰股，拘挛疼痛，破宿血，消癥瘕，除水肿、身面四肢浮肿。《本经》主金疮、痈肿、疮脓，皆取散血之功，为产科要药也。更以芎、归、童便佐之，功效胜于益母。（《本经逢原·卷二·芳草部》）

紫葳

一名凌霄。酸微寒，无毒。

《本经》主妇人产乳余疾，崩中癥瘕，血闭寒热，羸瘦，养胎。

【发明】凌霄花，手足厥阴血分药也，能去血中伏火。《本经》主妇人崩中、癥瘕，又治血闭寒热、羸瘦。云养胎者，以有积瘀在内，瘀散则胎自安也，与《金匮》桂枝茯苓丸中用桃仁、丹皮治妊娠癥痼害无异；癥瘕、血闭、血气刺痛、疠风恶疮多用之，皆取其散恶血之功也。若无瘀血而胎息不安者禁用。（《本经逢原·卷二·蔓草部》）

蓬莪术

苦辛温，无毒。

入四物汤调经，羊血或鸡血拌炒。

【发明】蓬莪术入肝破血，治妇人血气结积痛，痰癖冷气，跌扑损痛，下血及内损恶血，通肝经聚血，盖此药专破气中之血也。按：蓬诚为磨积之药，但虚人得之，积不去，而真已竭，更可虞也。须得参、术健运，补中寓泻，乃得力耳。（《本经逢原·卷二·芳草部》）

荆三棱

苦平，无毒。

【发明】三棱肝经气分药也。能破血中之气，散血结，通肝经积血，主寒癖结块，破产后恶血、血结腹痛，通月水，堕胎，以其力峻，故难久服。有人病癥瘕腹胀，用三棱、莪术，酒煨煎服，下一黑物如鱼而愈。

按：洁古云三棱能泻真气，虚者勿用。东垣破积诸方，皆与人参赞助，如专用克削，脾胃愈虚，不能营运，其积尤逆益甚矣。（《本经逢原·卷二·芳草部》）

魁蛤壳

即瓦楞子。肉甘平，壳咸平，无毒。

【发明】其壳煅灰则有消血块，散痰积，治积年胃脘瘀血疼痛之功。（《本经逢原·卷四·介部》）

蛴螬

咸微温，有毒。

《本经》主恶血血瘀痹气，破折血在胁下坚满，通月闭，目中淫肤，青翳白膜。

【发明】蛴螬穴土而居，与蚯蚓不异，故《本经》所治皆瘀血之证。《金匮》治虚劳瘀血，大黄䗪虫丸方用之，取其去胁下坚满也。许学士治筋急，养血地黄丸中用之，亦取其治血瘀也。取汁滴目去翳障，散血止痛。《千金》研末敷小儿脐疮，加猪脂调治小儿唇紧，《经验方》治瘀伤肿痛。（《本经逢原·卷四·虫部》）

䗪虫

咸寒，有毒。

《本经》主心腹寒热洒洒，血积癥瘕，破坚下血闭。

【发明】䗪虫伏土而善攻隙穴，伤之不死，与陵鲤不殊，故能和伤损，散阳明积血。《本经》治心腹寒热洒洒，亦是积血所致。

《金匮》大黄䗪虫丸用水蛭、虻虫，取其破坚癥、下积血耳。无实结者勿用。(《本经逢原·卷四·虫部》)

桃仁

苦甘平，无毒。去皮尖。

生用则和血，连皮尖炒用即破血。同干漆拌炒大破宿血。

《本经》主瘀血血闭，癥瘕邪气，杀三虫。

【发明】桃仁入手足厥阴血分，为血瘀、血闭之专药。苦以泄滞血，甘以生新血，毕竟破血之功居多。观《本经》主治可知仲景桃核承气、抵当汤，皆取破血之用。又治热入血室，瘀积癥瘕，经闭，疟母，心腹痛，大肠秘结，亦取散肝经之血结。……桃奴杀百鬼精物，疗中恶腹痛瘀血癥坚，破血，酒磨服；止血，烧灰服。桃树上胶最通津液，能治血淋、石淋、痘疮黑陷，必胜膏用之。(《本经逢原·卷三·果部》)

琥珀

甘平，无毒。

【发明】古方有琥珀利小便，以燥脾土有功，脾能运化，肺气下降，故小便可通。若阴虚内热火炎水涸，血少不利者，反致燥结之苦，其消磨渗利之性，非血结膀胱者，不可误投。和大黄、鳖甲作散，酒下方寸匕。治妇人腹内恶血，血尽则止。血结肿胀，腹大如鼓，而小便不通者，须兼沉香辈破气药用之。又研细敷金疮则无瘢痕，亦散血消瘀之验。凡阴虚内热火炎水涸，小便不利者勿服，服之愈损其阴，滋害弥甚。(《本经逢原·卷三·寓木部》)

续断

苦微温，无毒。去根尾，酒炒用。

【发明】续断入肝，主续筋骨，为妇人胎产崩漏之首药。又主带脉为病，久服益气力，利关节，治腰痛，暖子宫，疗金疮折伤，散痈肿瘀血，疗妇人乳难。《本经》治伤中补不足等病，总取和血通经之义。（《本经逢原·卷二·隰草部》）

马齿苋

酸寒，无毒。

恭曰辛温，即苋之赤色者。

【发明】马齿苋功专散血消肿，故能治血瘤及多年恶疮，捣敷不过两三遍即愈。（《本经逢原·卷三·菜部》）

第四节　止血要药

莲房

苦涩温，无毒。

【发明】莲房入厥阴，功专止血。故血崩下血溺血，皆烧灰用之。虽能止截，不似棕灰之兜塞也。（《本经逢原·卷三·水果部》）

三七

甘微苦温，无毒。

【发明】吐血衄血，崩中下血，血痢，产后恶血不下，并宜服之。（《本经逢原·卷一·山草部》）

莲藕

甘平涩，无毒。

【发明】入心脾血分，冷而不泄，涩而不滞。产后血闭及血淋、尿血宜之。新产生冷皆忌，独生藕不禁。为其能止热渴、破留血也。生食止霍乱虚渴，蒸食开胃实下焦，捣浸澄粉服食，治虚损失血、吐利卜血。又血痢口噤不能食，频服则结粪自下，胃气自开，便能进食。但市者皆豆、麦、菱粉伪充，不可混用。

藕节之味大涩，能止骤脱诸血，产后血，隔水顿热，和童子小便饮之。一人患血淋胀痛，百药不应，以生藕汁调发灰服之，三日血止痛除，以其性专散血而无伤耗真元之患也。（《本经逢原·卷三·水果部》）

棕榈

苦涩平，无毒。陈久者良。

【发明】棕灰性涩，失血去多、瘀滞已尽者，用之切当，取涩以固脱也。如积瘀未尽，误服则气滞血瘀，益增痛结之患矣。（《本经逢原·卷三·乔木部》）

蒲黄

甘微寒，无毒。

《本经》主心腹膀胱寒热，利小便，止血，消瘀血。

【发明】手足厥阴血分药也，故能治血、治痛。《本经》主心腹膀胱寒热，良由血结其处，营卫不和故也。又言止血消瘀者，以生则能行，熟则能止，与五灵脂同用，名失笑散，治一切心腹疼痛。（《本经逢原·卷二·水草部》）

马通

【发明】马通止血、解毒。《千金》梅师治吐血、衄血，《肘后》治卒中恶、吐利不止，《经验》治绞肠痧、腹痛欲死，俱绞汁服之。又《肘后》治久痢赤白，《圣惠》治伤寒劳复，俱烧灰服之。（《本经逢原·卷四·兽部》）

安石榴

子甘酸，皮涩温，无毒。

【发明】《千金》治痢方皆用之酸兼收敛，故能止下痢、漏精、崩中下血。……榴花曝干研细，吹鼻止衄最速，千瓣者更良，功在山茶花之上。(《本经逢原·卷三·果部》)

赤石脂

甘酸辛温，无毒。

【发明】赤石脂功专止血固下。仲景桃花汤治下利便脓血者，取石脂之重涩入下焦血分而固脱；干姜之辛温，暖下焦气分而补虚；粳米之甘温，佐石脂而固肠胃也。(《本经逢原·卷一·石部》)

禹余粮

甘平，无毒。

《本经》主咳逆寒热烦满，下痢赤白，血闭癥瘕，大热。炼饵服之不饥，轻身延年。

【发明】重可以去怯。禹余粮之重为镇固之剂，手足阳明血分药。其味甘，故治咳逆寒热烦满之病。其性涩，故主赤白带下，前后诸病。(《本经逢原·卷一·石部》)

白及

苦辛平微寒，无毒。

《本经》主痈肿恶疮，败疽，伤阴死肌，胃中邪气，贼风鬼击，痱缓不收。

【发明】白及性涩而收，得秋金之气，故能入肺止血，生肌治疮。《本经》主败疽伤阴死肌，皆热壅血伤。胃中邪气，亦邪热也。贼风、痱缓，皆血分有热，湿热伤阴所致也。其治吐血咯血，为其

性敛也，用此为末，米饮服之即止。(《本经逢原·卷一·山草部》)

菖蒲

辛温，无毒。

【发明】《千金》治胎动不安，半产漏下，或抢心下血，及产后崩中不止，并以菖蒲一味煎服。(《本经逢原·卷二·水草部》)

第五节　祛瘀生新要药

郁金

辛苦平，无毒。

【发明】郁金辛香不烈，先升后降，入心及包络。治吐血、衄血、唾血血腥，破恶血，血淋，尿血。妇人经脉逆行，产后败血冲心，及宿血心痛，并宜郁金末加姜汁、童便同服，其血自清。痰中带血者加竹沥。又鼻血上行者加入四物汤。一妇患失心风癫十年，用郁金四两，佐明矾一两为丸，朱砂为衣，才服五十丸，心间如有物脱去，再服而苏。以郁金入心去恶血，明矾化顽痰，朱砂安神故也。又能化癥瘕为水，岭南蛊毒为害，初觉胸腹痛，即用升麻或胆矾吐之。若膈下急痛，以米汤调郁金末三钱服之，即泻出恶物。或合升麻、郁金服之，不吐则下，此李巽岩为雷州司理，鞫狱得此方活人甚多。按：以上诸治，其功皆在破宿生新。(《本经逢原·卷二·芳草部》)

丹参

苦平微温，无毒。

【发明】丹参气平而降，心与包络血分药也。《本经》治心腹邪气，肠鸣幽幽如走水等疾，皆瘀血内滞而化为水之候。止烦满、益气者，瘀积去而烦满愈，正气复也。按：四物汤治妇人病，不问胎前产后，经水多少，皆可通用。惟一味丹参散，主治与之相同。盖丹参能破宿血，生新血，安生胎，落死胎，止崩中带下，调经脉之神品。然其性长于行血，妊娠无故勿服。大便不实者忌之。（《本经逢原·卷一·山草部》）

山茶花

苦温，无毒。

【发明】山茶花色红味苦，开于青阳初动之时，得肝木之气而生心火。肝藏血，心主血，故吐血、衄血、下血为要药。生用则能破宿生新。入童便炒黑则能止血，其功不减郁金，真血家之良药也。（《本经逢原·卷三·灌木部》）

天名精

甘寒，无毒。

《本经》主瘀血，血瘕欲死，下血止血，利小便。

【发明】天名精功专散血，有破宿生新之功，故《本经》言下血止血。（《本经逢原·卷二·隰草部》）

大蓟、小蓟

花甘温，根微凉，无毒。

【发明】大蓟、小蓟皆能破血，大蓟根主女子赤白沃下，止吐血鼻衄，凉而能行，行而带补，兼疗痈肿。小蓟根专于破血，不能消肿，有破宿生新之功，吐血血崩之用，但其力微，只可退热，不似大蓟能破瘀散毒也。丹方治吐血不止，用小蓟、山楂、生地一服即止，止中寓泻，劫剂中之良法。近世医师咸用其花，总取散血之义。然其性皆下行，故脾胃虚弱，泄泻少食者忌用。（《本经逢原·卷二·隰草部》）

大黄

苦寒，无毒。

《本经》下瘀血，血闭，寒热，破癥瘕积聚，留饮宿食，荡涤肠胃，推陈致新，通利水谷，调中化食，安和五脏。

【发明】大黄气味俱厚，沉降纯阴，乃脾胃、大肠、肝与三焦血分之药，凡病在五经血分者宜之。若在气分者用之，是诛伐无过矣。其功专于行瘀血，导血闭，通积滞，破癥瘕，消实热，泻痞满，润燥结，敷肿毒，总赖推陈致新之功。《本经》与元素皆谓去留饮宿食者，以宿食留滞中宫，久而发热，故用苦寒化热，宿食亦乘势而下。后世不察，以为大黄概能消食，谬矣。盖胃性喜温恶湿，温之则宿食融化，寒之则坚滞不消，以其能荡涤肠胃，食积得以推荡，然后谷气通利，中气调畅，饮食输化，五脏安和矣。若食在上脘，虽经发热，只须枳实、黄连以消痞热，宿食自通。若误用大黄推荡不下，反致结滞不消，为害不浅。如泻心汤治心气不足，吐血衄血者，乃包络、肝、脾之邪火有余也，虽曰泻心，实泻四经血中伏火也。仲景治心下痞满，按之濡者，用大黄黄连泻心汤，此亦泻脾胃之湿热，非泻心也。若心下痞而复恶寒汗出者，其人阳气本虚，加附子以温散之。病发于阴，而反下之，因作痞乃痰实与邪气乘虚结于心下，故曰泻心，实泻脾也。病发于阳而反下之，则成结胸，以阳邪陷入阴分而结于膈上。仲景大陷胸汤丸，皆用大黄、芒硝以泻血分之邪，而降其浊气也。（《本经逢原·卷二·毒草部》）

接骨木

甘苦平，无毒。

【发明】此木专主折伤续筋骨，除风痹，龋齿，可作浴汤。根皮主痰饮水气，痰疟，打伤瘀血，一切血不行，并煮汁服之。不可多服，以气腥伤伐胃气也。（《本经逢原·卷三·灌木部》）

骨碎补

苦温，无毒。蜜水焙用。

【发明】骨碎补，足少阴药也。骨伤碎者能疗之，故名。主骨中毒气，风气，耳鸣，牙疼，骨痛，破血止血，折伤接骨。(《本经逢原·卷二·石草部》)

麒麟竭

即血竭。甘咸平，无毒。

【发明】血竭木之脂液，如人之膏血，为止痛和血、收敛疮口、散瘀生新之要药。治伤折打损一切疼痛，血气搅刺，内伤血聚，并宜酒服。乳香、没药虽主血病而兼入气分，此则专于肝经血分也。但性最急，却能引脓，不宜多服。其助阳药中同乳香、没药用之者，取以调和血气而无留滞壅毒之患。(《本经逢原·卷三·香木部》)

第六节　补血要药

人胞

即紫河车。甘咸温，无毒。

【发明】紫河车禀受精血结孕之余液，得母之气血居多，故能峻补营血。(《本经逢原·卷四·人部》)

鳝鱼

甘大温，无毒。

【发明】鳝鱼禀己土之气，能补中益血。妇人产后恶露淋沥，肠鸣湿痹并宜食之。(《本经逢原·卷四·鱼部》)

龙眼

甘平，无毒。桂产者佳，粤东者性热不堪入药。

【发明】龙眼补血益肝，同枸杞熬膏专补心脾之血。归脾汤用之，治思虑伤心脾，皆取甘味归脾，能益人智之义。然中满家、呕家勿食，为其气壅也。师尼寡妇勿用，以其能助心包之火，与三焦之火相煽也。(《本经逢原·卷三·果部》)

覆盆子

甘平微温，无毒。

【发明】《别录》言益气轻身，令发不白，甘温补血与桑椹同功。(《本经逢原·卷二·蔓草部》)

当归

甘辛温，无毒。

【发明】当归气味俱厚，可升可降，入手少阴、足太阴厥阴血分，凡血受病，及诸病夜甚必须用之。《本经》主咳逆上气，温疟寒热洒洒，妇人漏下绝子，皆取辛温润血之功。产后恶血上冲，亦必用之。《别录》温中止痛。甄权治下利腹痛，女人沥血腰痛。好古治冲脉为病，逆气里急，带脉为病，腹痛腰溶溶若坐水中。其功专于破恶血，养新血，润肠胃，荣筋骨，泽皮肤，理痈疽，排脓止痛，盖血壅而不流则痛。当归甘温，能和营血，辛温能散内寒，使气血各有所归。入手少阴心，主血也；入足太阴脾，裹血也；入足厥阴肝，藏血也。身能养血，尾能行血。同人参、黄芪则补气而生血，同牵牛、大黄则行气而泻血；同桂、附、吴萸则热，同大黄、芒硝则寒；血虚以人参、赤脂为佐，血热以生地、条芩为佐。仲景治阳邪陷阴，手足厥寒，脉细欲绝，用当归四逆汤，于桂枝汤加当归、细辛、通草以通其血脉。即下痢脉大，气不归附，亦用此汤以归附之。凡血虚发热者，以当归补血汤，方用当归三钱，黄芪一两，作三服。心下刺痛者，一味当归酒煎服，专主血分诸病。海藏言当归血药，何《本经》治咳逆上气？按：当归辛散，乃血中气药，故咳逆上气有阴虚阳无所附者，用血药补阴，则血和而气降矣。凡冲任督带病，皆不可少。惟泄泻家、痰饮家禁用。(《本经逢原·卷二·芳草部》)

阿胶

甘平微温，无毒。

【发明】煎用乌驴必阳谷山中，验其舌黑，其皮表里通黑者，用以熬胶，则能补血、止血。《本经》治心腹内崩，下血安胎，为诸失血要药。劳证咳嗽喘急，肺痿肺痈，润燥滋大肠，治下痢便脓血，所谓"阴不足者，补之以味也"。(《本经逢原·卷四·兽部》)

雀卵

甘温，无毒。

【发明】雀卵治血枯，《素问》有四乌贼骨一藘茹丸，用之最妙。(《本经逢原·卷四·禽部》)

乌贼骨

即乌鲗骨，俗名海鳔蛸。咸微温，无毒。

【发明】乌鲗骨，厥阴血分之药，兼入少阴，其味咸而走血，故治血枯血瘕，经闭崩带，阴蚀肿痛，丈夫阴肿，下痢疟疾，厥阴本药也。寒热疟疾，聋瘿，少腹痛，阴痛，厥阴经病也；目翳流泪，厥阴窍病也。厥阴为藏血之室，少阴为隐曲之地，故诸血病、阴病皆治之。按：《素问》云，有病胸胁支满妨于食，病至则先闻腥臊臭，出清液，吐血，四肢清，目眩，时时前后血病，名曰血枯。得之年少时有所大脱血，或醉入房中气竭肝伤，月事衰少不来，治之以四乌贼骨一藘茹为末，丸以雀卵，大如小豆，每服五丸，饮以鲍鱼汁，所以利肠中及伤肝也。观此入厥阴血分可知。(《本经逢原·卷四·鱼部》)